毎日新聞くらし科学環境部
倉岡一樹

母からもらった腎臓

生体臓器移植を経験した記者が見たこと、考えたこと

毎日新聞出版

母からもらった腎臓

生体臓器移植を経験した記者が見たこと、考えたこと

はじめに

２０１９年、年の瀬。新年間近のにぎやかなムードの中、私はひとり取り残されたかのように絶望の淵でもがき苦しんでいました。

慢性腎不全を患って腎臓がほぼ機能しなくなったため、母から腎臓をもらう「生体腎移植手術」を受けて４カ月がたったころでした。手術前は座ることさえままならないほど悪化した体調が嘘のように回復し、記者の仕事に復帰もできていたのですが、母の体を傷つけて腎臓を奪った罪悪感に押しつぶされそうになっていたのです。

「母にどう償えばいいのだろう。そもそも自分に生きる価値はあるのか。どう生きればいいのか分からない」

苦し紛れに会社を辞めることさえ考えていた私は、すがるような気持ちで２人の大先輩を頼りました。山本修司さん（現・毎日新聞西部本社代表）と潟永《がたなが》秀一郎さん（元・同出版営業本部長兼雑誌本部長）。２人には私が２００３年に大学を卒業して毎日新聞社に入り、記者になって以来今もなお、公私共にお世話になっています。相談を繰り返す中で、２人は期せずして同じ言葉をかけてくれました。

「生体腎移植を受けた新聞記者なんて聞いたことないだろう。体験を原稿にしてみるといいんじゃないか。腎臓病で苦しんでいる人も多いし、待っている人がいると思うぞ」

頭を殴られたかのような衝撃を受けました。親不孝で情けなく、生きる価値があるのかどうかさえ分からない私でも、腎臓病で苦しんでいる人や移植を考えている人の役に立てるかもしれない。しかも生業《なりわい》としている、書くことで――。２０１７年3月に慢性腎不全が発覚して以降、初めて前向きな思いが芽生えました。

にわかに心が浮き立ち、入社後に初任地となった佐世保支局（長崎県）で支局長だった御手洗恭二さんに連絡を取ると、彼もまた喜んで背中を押してくれました。御手洗さんは私にとって初めての上司で、父親同然の存在です。自信を深め、当時所属していた地方部のデスク（原稿を記事として新聞やウェブサイトに掲載できるよう整えるチェック役）で、全幅の信頼を置いている前田剛夫《たけお》さんに相談しました。前田さんが「倉ちゃん、やろう」とゴーサインを出してくれた時の喜びを、今でもはっきりと覚えています。

体中に気合が満ちあふれました。すると、振り返ることが苦痛で、見て見ぬ振りを決め込んでいた「過去の自分」と真正面から向き合えるようになりました。こんなことがあったな。あんなことに困ったな。そんなこと知らなかったな……。覆い隠していた記憶がその時の感情まで伴って噴き出しました。

自分の至らない人生を見つめ直すことには苦痛が伴いました。あまりにも苦しく、何度も筆を止めました。しかし、「逃げてはいけない」との一心で書き続けました。結局、私の生体腎移植体験記は毎日新聞のウェブニュースサイト「医療プレミア」で2020年5月から10月まで、計21回の連載記事となり、その後、毎日新聞の紙面にも掲載されました。

私が身をもって体験し、その恩恵を受け、意義も知る臓器移植。病気や事故などで臓器の機能が低下してしまったため、第三者から移植を受けることでしか治療できない人と、「臓器を提供したい」と善意を持ってくださっている方やそのご家族とをつなぐ医療です。亡くなった方から臓器の提供を受ける「脳死下、心停止下の移植」と、近しい人から臓器の提供を受ける「生体移植」の二通りがあります。

日本では約1万6000人が臓器移植を待つ一方、脳死下と心停止下を合わせた臓器提供数は年間100例程度にとどまります。2023年には150例まで増えましたが、まだ低調と言わざるを得ません。臓器を提供できる病院が限られるなど臓器提供体制が整わないことをはじめ、いくつかの理由があるからです。そのため待機年数は長期化の一途をたどっています。健康な人の体にメスを入れる生体移植も増え、現在は年間2000例を超えます。

待機中に命を落とす人も少なくありません。私も亡くなった方から腎臓の提供を受ける「献腎移植」を望んでいましたが、当時の主治医から「10年以上待つことになる。倉岡さんの体にそんな余裕はない」と生体移植を勧められました。それが現実です。

生体腎移植体験記を書くために過去を振り返っていると、「移植を待っている人のために記者としてできることがあるのではないか」と考えるようになりました。何より、新聞記者でありながら臓器移植にあまりにも無知、無関心だったことを悔い、恥じて、臓器移植について改めて学び直しました。〝どん底〟にいた私の人生は一転し、その後、臓器移植取材がライフワークとなりました。文字通り、人生の分岐点でした。

かつての私と同様、臓器移植はこの国で生きる大半の人に「関係のないこと」だと思われています。しかし、そうではないことを私は取材を通して知りました。

自身が、そして愛する家族が病に冒されていることが突如判明し、「移植以外に生きる道がない」と告げられた方。思いもよらぬ病や事故で倒れ、臓器を提供する可能性が生じた方やそのご家族……。取材をさせてくださった皆さんに共通しているのは、「その時」が何の前触れもなく訪れ、別世界の話だったはずの臓器移植が突然我が身に降ってかかり、現実のものとなった点です。いつ、誰が、どこで直面するのか分かりません。だからこそ、体も心も穏やかな時に考えておくことが大切だと思うようになりました。

もちろん、臓器移植にはさまざまな声があることも承知しています。損なわれた臓器の機能を回復できる「再生医療」への期待も大きいです。しかし、いつ実現するか見通しは立ちません。一般的な医療となるのは遠い先のように思えます。その一方で、移植を待つ人は、明日をも知れないギリギリの状態で耐えながら「今」を生きており、一刻の猶予もありません。「座して死を待つしかない」状況を押しつけるのはあまりにも酷なのではないでしょうか。

私は臓器移植で救われました。だからこそ知り得たことを、この一冊に詰めました。喜びも苦しみも悲しみも、何もかも。多様な立場の方の生の声が収められていますから、本書を読んでいただければ、臓器移植をさまざまな角度から見つめられると考えています。

私と同じように慢性腎臓病で苦しんでいる方（約1300万人いるとされます）や腎移植をお考えの方にとって、「生体腎移植を選んだ患者の一例」として参考になれば幸いです。また、本書に登場する多くの方のストーリーを通して「臓器移植は遠い世界の出来事ではない」と1人でも多くの方が思ってくださったなら、これ以上の喜びはありません。

凡例

＊本書は、毎日新聞地方部によるウェブニュースサイトおよび紙面での長期連載「母からもらった腎臓～生体間移植を体験して～」（２０２０年５月～10月）を中心に、ウェブサイトや紙面で掲載された記事に加筆修正を施し、編集したものです。

＊文中の名前の表記、所属、肩書などは連載時のままです。年齢は２０２３年10月１日現在です。掲載後の最新情報を加筆している部分もあります。

目次

第4章 小児心臓移植ルポ——子どもの命に向き合う親の悲壮な覚悟

第5章　移植の現状と課題——識者インタビュー

ブックデザイン　宮坂佳枝
カバー写真　倉岡洋生
編集協力　阿部えり
ＤＴＰ　センターメディア

第1章

悪化する一方の腎機能、生体腎移植を決心するまで

「偉丈夫」過信し受診せず
むくみ腫れあがる体、75キロの体重が100キロ超に

私には腎臓が三つある。

生まれ持った二つは機能していない。命綱は残りの一つ。母が「生きなさい」と、私にくれた。夫であり父親である私は、老いた母の「一人の体じゃない」という言葉に、生体腎移植手術を決意した。

思えば、慢性腎臓病の発症から7年がたつ。医療関係者はもとより、家族や友人や同僚らの支えで職場に復帰できた。１３００万人ともいわれる同じ病気の方々の参考に少しでもなれば、と書きためた日誌を開いた。

私はいわゆるスポーツ記者だった。２００3年に大学を卒業して毎日新聞社に入社し、長崎県の佐世保支局を振り出しに、記者の仕事を続けていた。身長１７９センチ、体重75キロ。頭脳に自信はないけれど、体は丈夫だった。スポーツを担当する運動部に移ってからは、とりわけアマチュア野球（高校、大学、社会人）取材に打ち込んだ。

体の異変に気づいたのは2016年、酷暑の夏だった。足の甲がむくみ、靴が入りにくくなったのだ。その年の4月に東京本社運動部から中部本社（愛知県名古屋市）の報道センタースポーツグループに異動し、大相撲やサッカーの取材を担当した。

妻と娘を自宅のある神奈川県川崎市に残しての単身赴任で、節約のため食事は自宅から送られてくるレトルト食品が中心。晩酌をする習慣もなく、酒は付き合い程度だった。「暑いし、疲れたのだろう」。むくみは軽く、ほかに体調の変化がなかったので、医者にかからなかった。

だが、むくみはその後も一向に引かない。酷暑は過ぎたのに、疲れはたまる一方だった。やがて、外見にも変化が表れる。顔と手の甲が腫れぼったくなり、赤みを帯びてきた。さらに、体を動かすと腰や膝が痛い。歩くとすぐに息切れするようになった。晩秋の11月だった。

上司や同僚に心配され始めたのもこのころからだ。そして年末、先輩記者と会社で擦れ違った時、決定的な一言をかけられた。

「お前、体が変だぞ。病院行きなよ」

むくみは日々、ひどくなっていく。それでも「忘年会続きの肥満」と自己診断し、炭水化物を抜くダイエットを始めた。偉丈夫を信じ、周囲の心配と忠告に耳を傾けなかったのだ。

明けて2017年元日、久々に川崎市の自宅に一時帰宅した。体重は増え続け、妻からも病院行きを強く促されたが、ダイエットをしていることを理由に突っぱねた。体の異変を認めつつ、病院に行くことが怖かったのだ。

1月31日。むくみはいよいよひどくなり、特に下半身は尋常でなかった。睾丸《こうがん》が「たぬきの置物」のそれのように腫れ上がり、太ももは2倍近くになった。体中が痛い。膝の裏は、皮膚がズボンと擦れて水が染み出るようになっていた。息切れもひどく、50メートルほど歩くと立ち止まって息を整えた。それでも職場では平静を装い、沖縄に飛んだ。プロ野球、中日ドラゴンズの担当となり、気合がみなぎっていた。

が、そこでの日々は——。

沖縄県中部、北谷《ちゃたん》公園野球場(北谷町)での1軍キャンプの取材は〝地獄〟だった。練習の合間に移動中の選手を追いかけて話を聞くのだが、ついて行けないのだ。他社の記者に助けを仰ぎ、球団広報に「早く病院に行ってください」と心配される始末だった。

ホテルに戻って体重計に乗ると、以前は75キロだった体重が100キロを超えていた。腎臓病であることは、疑う余地がなかった。慢性腎臓病が進むと、体にむくみが表れるのだ。それはまず顔と足に出やすい。すねや足の甲、目の周りに腫れが見られたら「黄信号」。

体の複数箇所がむくむのは「赤信号」。

一刻も早く病院の腎臓内科を受診しなければならないが、この期に及んでも尻込みしていた。放っておけば命に関わる。それが分かっていながら、病気が明らかになれば、仕事を休まなければならない。家族や同僚らにも迷惑がかかる――。現実から目を背け続けた。

そして3月、私はついに、布団から自力で起きられなくなる。

「死ぬよ」……妻の言葉で病院へ 即入院、糖尿病からネフローゼ症候群に

床をはい、壁と机に爪を立てて、我が身を起こした。泣きたかった。もう布団から起き上がることができなくなった私は、机に突っ伏して寝た。

2017年3月。休日に単身赴任先の名古屋から川崎市の自宅に帰った私を見て、妻と娘は顔色を失った。体はむくみを通り越してパンパンに膨れていた。風呂に入ろうにも、体が浴槽に収まらない。体重計の数字は117キロ。半年で40キロも増えていた。

仕事に戻る日の朝、妻が新幹線の新横浜駅まで車で送ってくれた。助手席で「ダイエットがうまくいかなくて」と頭をかく私に、ハンドルを握る妻は前を向いたまま言った。

「死ぬよ」

さすがにこたえた。新幹線を降りて名古屋市中心部の病院へ直行。内科の診察室に入るなり、医師は目を丸くした。「帰れませんよ。いいですね」。車椅子に乗せられ、そのまま病棟の6階へと向かった。即入院だった。

検査後、あきれ顔で医師に言われた。「ネフローゼ症候群です。それもかなりひどく、肺や心臓付近にまで水が達していました。よく歩いていましたね」

ネフローゼ症候群――。血中に含まれるたんぱく質の「アルブミン」が尿に多く出て、血中濃度が下がることで「低たんぱく血症」となる。アルブミンには血管に水分を引き込む役割があり、血中濃度が下がると水分が血管の外に漏れて体内にたまる。結果、足や顔がむくみ、ひどくなると肺や腹部、心臓などにも及ぶ。医師は続けた。

「倉岡さん、ご家族に糖尿病の方はいらっしゃいませんか」

父も、祖父も。そして、実は私も……。

糖尿病の診断は2006年3月に受けていた。28歳。大学を出て記者になり3年目、初任地の佐世保支局にいた時だ。医師は「若く、太っていないのに発症したのは、遺伝以外にあり得ない」と首をかしげた。記者になって3年。体力には自信があったが、事件や事故は昼夜を問わず、不規則な生活が続いた。「持病」で体が悲鳴を上げた。ただ、それから10年以上、体重は75キロ前後を維持していた。

名古屋の病院の医師は、眉間《みけん》にしわを寄せて言った。

「見た目は変化がなくても、糖尿病はじわじわ進行します。その結果、腎臓悪化に行き着きます。あなたは糖尿病性腎症の発展形としてのネフローゼ症候群です」

糖尿病性腎症は、糖尿病の合併症の一つだ。高血糖状態が長く続くと、たんぱく質と血中のブドウ糖が結合した物質が増えて、全身の血管が詰まったり破れたりする。その影響が腎臓にも及ぶのだ。自覚症状が表れるまで約10年かかる。その間には、尿が泡立ったり、体重が増えたり、むくんだりとサインがある。私はそれらを全て無視してしまった。

名古屋では、入院当日から利尿剤と降圧剤の治療が始まった。「今は休め。大丈夫だから」。見舞いに来た上司や同僚らは、異口同音に気遣ってくれた。体にむくみが出てからずっと「病院に行った方がいい」と繰り返した上司も「仕事のことは考えなくていいから」と言ってくれた。忠告を無視し続けた私は、ただ頭を垂れるばかりだった。

電話で状況を伝えた妻に言われた。「あれだけ言ったのに、なぜ病院に行かなかったの。親として、夫としての責任感が全くない！」

元テレビ記者の妻は冷静で、めったなことでは怒らない。その妻の声が、電話口で震えていた。入社2年目に結婚し、3年後に一人娘を授かったが、仕事にかまけて家を顧みることはほとんどなかった。「見限られる」、妻の静かな怒りに、ようやく事の重大さを認識した。家族も、同僚も、裏切り続けた……。ベッドに潜り、声を押し殺して泣いた。

追い打ちをかけるように医師から告げられた。

「あまりに重篤で面倒を見られません。転院先を見つけて、できるだけ早く退院してください」

退院？　医師にも見捨てられるのか――。

「どうしていいか、分かりません」

うろたえる私に、医師も困惑を隠せない。「ある程度までは治療します。でも、ご家族の近くの方がいいですし、転院先は紹介します」。治療のおかげで入院14日目の退院日には体重が94キロまで落ちた。

転院の日、妻は何も言わず、娘と共に車で名古屋まで迎えに来てくれた。紹介されたのは川崎市の自宅近くの大学病院だった。この転院が人生の岐路でもあったことは、後に知ることになる。

「腎臓は、まだ生きています」医師の言葉に「透析」に踏み切る

２０１７年３月27日、川崎市は雨。しかも冬に戻ったような底冷えの日だった。「僕の心みたい」と安っぽい感傷に浸る余裕は、まだあった。妻の運転する車で、日本医科大学武蔵小杉病院（神奈川県川崎市中原区）に着くまでは。そこで「透析」という言葉を聞くまでは――。

「入院、長くなるかな？」と車中でつぶやく私に妻が言う。

「まあ、なるようにしかならないよ」

妻はあっけらかんと話すが、私がいない夜は泣いていたと、娘に聞いていた。病気よりも、自分のふがいなさがつらかった。

入院が決まり、５階の病室に入った。看護師から説明を聞き終えると、童顔の若い女性医師がやってきた。主治医となる鈴木安奈医師だった。

「糖尿病性腎症による慢性腎不全で、ネフローゼ症候群が相当進んでいます。人工透析を視野に入れる必要があります」

人工透析……。

この4文字に動揺し、頭がぐるぐる回り、そこから先は何も覚えていない。我に返ると、雨にぬれた窓越しに、家族でよく来た武蔵小杉の街が見えた。

糖尿病性腎症は人工透析が導入される原因疾患のトップで、約40％を占める。糖尿病の恐ろしさを、身をもって知った。

利尿剤などの薬剤治療が始まった。徐々に尿量が減り、体重が減らなくなると、血液製剤（アルブミン製剤）の点滴になった。使用指針には「急性かつ重症の末梢性《まっしょう》浮腫」とあり、このむくみを改善するための対症療法だ。点滴を受けながら、スマートフォンの日付に目をやってハッとした。

4月1日――。記者15年目になるその日を病院のベッドで迎えた。取材するはずだったプロ野球が開幕した。復帰後を考えてテレビ観戦したが、途中でやめた。手帳には、当時の心情をこう書いている。

――一体、何をしているのだろう。

血液製剤も効果が薄く、体重は減らない。心身共に追い詰められ眠れない日が続いた。話し相手は妻だけだ。毎日、病院に来てくれた。元テレビ記者だが、畑違いのフィットネスに打ち込み、インストラクターの資格を取得。この4月に教室を開いたばかりだった。小学5年生に進級した娘を一人で支え、疲れているはずなのに「もう前を向くしかないよ」

と励まされた。その明るさが救いだった。

ギリギリの状態の中、鈴木医師から新たな治療法を示された。「イーカム」という、透析液を使わず、体内の余分な水分を取り除く透析の一種だった。鈴木医師は率直に「イーカムが腎臓にダメージを与え、本当の透析に進む可能性もあります」。そう断ったうえで、告げた。

「倉岡さんの腎臓は、まだ生きています」

「生きている」という言葉に勇気をもらい、イーカム治療の同意書に署名した。

そこからは早かった。すぐに首を切開し、専用のカテーテルを入れた。麻酔をしても、鈍い痛みに思わずうめく。イーカムは翌日から始まった。人工透析室で透析機に首のカテーテルをつないで約2時間、1回で2キロほどの水を出す治療だ。

体力の消耗が激しく、微熱も続いたが、希望が耐えさせた。1〜3日おきにイーカムを受け、5月1日までの約1カ月間に計10回。毎回2〜3キロの水が抜け、体がみるみる軽くなり、元の体重（75キロ）を割った。むくみも膝下だけになり、息苦しさや体の痛みも消えた。「水が随分抜けました。腎機能低下も最低限で済みました」。鈴木医師の穏やかな表情に、光をもらった。

ただ、体は骨と皮だけになった。体調も悪化し、起き上がるのもつらい。体に力が入らず、歩くとふらつき、何度も転んだ。絶えず目が回り、吐き気もする。むくみがなくなれば終わり、ではなかったのだ。

5月9日、退院した。入院は44日間。体重は名古屋の病院に入院した日から2カ月弱で50キロ減り、66キロになった。鈴木医師は言う。

「これからは人工透析導入を1日でも遅らせるための『保存期』の治療に入ります。お仕事の復帰はもう少し待ってください」

思い描いた「退院、即社会復帰」というシナリオは霧消した。当面の窮地は脱したが、代償は高くついた。入院費は2カ所で計50万円超。医療費はかさみ、家計を苦境に追いやる原因となる。

出口の見えない、節制の日々が始まろうとしていた。

元には戻らない腎機能
主治医から「人工透析をする日が来ます」と告げられ

久々の我が家の風呂。鏡に映った自分に絶句した。胸はあばらが浮き、腕と脚は棒のようだ。「お父さん、ガリガリになっちゃったね」。困惑する娘に作り笑顔を見せながら、別のことを考えていた。「この体で、これからの治療に耐えられるのだろうか」

5月19日、退院から10日後。退院後初めての診察を受けた。主治医・鈴木安奈医師の説明は、また一歩踏み込んだ。

「遠からず人工透析を導入する日が来ます。頭に入れておいてください」

退院時、私に残された腎機能の数値（eGFR〈推算糸球体ろ過量〉）は30％（筆者注：本来「％」はつかないが、便宜的につける。以降、「eGFR」と表記する）。正常値は90％以上だ。一度失われた腎機能は元に戻らず、機能が尽きれば人工透析か腎移植以外に道はない。15％を切れば、いつ透析に移行してもおかしくない。

もう一つ、腎機能を示す重要な数値がある。「血清クレアチニン値（健康診断結果表ではCr）」だ。クレアチニンはいわば血液中の老廃物。通常は腎臓でろ過されて尿で出る。この値が高いと、腎機能が低下して尿を作れない状態になっているといえる。数値が「1」以上なら腎臓内科を受診した方がいい。私の退院時は「2・06」。人工透析の準備に入る目安は「5」だ。

感情のないデータが、人工透析へのカウントダウンを始めていた。

退院後の治療の柱は、薬と食事療法で、通院は月1回だった。薬は利尿剤や糖尿病薬などで1日10錠を超えた。食事療法も苦行だった。1日に摂取できる上限は、熱量で2000キロカロリー、塩分は6グラム、たんぱく質は50グラム。腎臓への負荷を最低限に抑えて、機能を温存するためだ。

白米は1食160グラムで、茶わんに軽く1杯。たんぱく質50グラムは、唐揚げなら1食あたり1・5〜2個分しか食べられない。いつも腹がすき、ごまかすために水をがぶ飲みして気分が悪くなり、吐いたこともあった。関東育ちで、濃い味が大好きだった身には、塩分の制限もこたえた。病院食で多少慣れはしたが、規定量では「味がしない」のだ。

日本人の平均塩分摂取量はそもそも高く、1日約10グラム。市場に出回る食品も塩分が多く、インスタントや調理済み総菜、外食にはほぼ頼れない。かといって、仕事と家事、子育てに看病も背負う妻に「私だけの治療食」を作る苦労まで負わせたくなかった。

よし、作ろう！

人生40年、一人暮らしの経験がほとんどなく、単身赴任の1年もほぼレトルト食品で済ませた「料理ド素人」だが新しい目標にもなる。腎臓病患者用のレシピ本を片手に包丁を握り、時には鍋を焦がして妻に叱られ、毎度1時間近く台所に立った。

徹底的な節制で「よい数値」が出るも先が見通せぬまま日々が過ぎ

メニューは入院食からずっとノートに残している。本書28ページにあるのは実際の献立の一例だ。調味料は0・1グラム単位で量った。しかも、「塩分は少ないほどいいだろう」と、1日1〜2グラムに抑えた。量も少なく、味もしない――。自分で自分を縛った結果、食事は作るのも食べるのも苦痛になった。

救世主は酢とレモンだった。あまりの味の無さに嫌気が差し、試しに厚揚げの煮物と生野菜にかけてみた。すると「味がする！」。もともと酸っぱいものが好きだったこともあり、一気に食が進み、それからは何にでもかけた。

「相当節制していらっしゃいませんか。数値が良いです」。鈴木安奈医師にそうほめられて喜んだら、妻に「最初から節制していたら、そんな体になっていない！」と返されて苦笑した。

が、それもつかの間の平穏だった。

腎臓はじわじわと弱り続け、その影響も徐々に表れ始めた。貧血による立ちくらみや手足の指の冷え、めまいと耳鳴りも強くなった。起き上がる体力も気力もなく、ほぼ横になっ

ある日の献立

朝	昼	夕
・白飯（160グラム） ・オムレツ（卵1個） ・ニンジンのマスタードあえ（70グラム） ・トマト（100グラム） ・バナナ（100グラム）	・白飯（160グラム） ・オムレツ（卵1個） ・ナスの減塩しょうゆ炒め（60グラム） ・トマト（100グラム） ・バナナ（100グラム）	・白飯（160グラム） ・白身魚のマヨネーズ炒め ・トマト（100グラム） ・バナナ（100グラム）

ていた。食欲すらしぼみ、退院時66キロだった体重は、秋口には60キロを割った。

それでも体調がいい日は、気分転換に近くの遊歩道へ散歩に出た。が、10分も歩くと目の前が真っ白になり、ベンチにへたり込んだ。「もう社会復帰なんて、できないんじゃないか……」、未来まで見えなくなった気がして、遊歩道で泣いた。

２０１７年３月に名古屋の病院に入院してからなし崩し的に休職したが、有給休暇も底を尽き、給料は休職前の半分程度になっていた。お金も展望もない。深まる秋を人生に重ね、間もなく一つの決断を迫られることになる。

迫り来る失明の危機
高額な治療費、仕事復帰は進まず

２０１７年10月19日、武蔵小杉駅前のコーヒー店。テーブルをはさんで、中部本社の直属の上司と向かい合った。休職して7カ月。今後について相談するため、所属長が名古屋から出向いてくれたのだ。

「体の具合は、どう?」

表情も口調も穏やかだ。感謝の念ばかりの上司に無理な願いをどう切り出そうか……。

「体調は、あまり上向きません」。まずは病状を正直に伝えた。

「そうか、しんどいな」

上司はうなずき、しばしの沈黙の後、切り出した。

「仕事、復帰できそうか」。回答は「できます」で決まっていた。

さまざまな手当が切れ、給料は半分程度に減っていた。妻と娘と食べていくために、後戻りは許されない。だが、なかなかその一言が出てこなかったのは、以前の記憶が邪魔をしていたからだ。

実は一度、職場復帰に動いていた。退院から1カ月ほど後の6月下旬、仕事をしたい一心で、体調を無視し、心配する主治医も振り切って強引に了解を取り付けた。3カ月ぶりに戻った名古屋でも心配してくれた上司や同僚に「もう大丈夫です」とうそぶいた。

だが、体は正直だった。翌日、正式な仕事復帰の許可をもらうため、産業医が待つ職場へ向かったが、面会の前に限界が来た。階段を上る途中、目の前にサーッと霧が降りたように視界が白くなり、意識を失いかけた。「もうだめだ」。体が傾いた時、偶然通りかかった上司に支えられて階段を上がった。その直後に受けた面談の結果は、言わずもがなだった。「こんな状況で復帰だなんて。数値も厳しい。単身赴任は難しい」。産業医の厳しい言葉を背に、私は名古屋から川崎にとんぼ返りした。

「取材したい」「原稿を書きたい」「お金もない」

けれど本当は、座っているのもきつい。「また同じことの繰り返しか……」

どのくらい逡巡《しゅんじゅん》しただろう。私はようやく腹を決め、わがままな思いを上司に告げた。「部署も仕事も、何でも構いません。東京へ戻してください」。天職と定めた記者を、私は諦めるつもりでいた。上司と別れた後、駅前のバス停のベンチにへたり込んだ。強い雨が屋根をたたいていた。

「記者人生……。終わったな」

雨にでも打たれたい気分だったが、秋雨に体は耐え切れず冷え切って、たまらずバスに飛び乗った。心は捨て鉢でも、体は正直だった。

天職と定めた記者の仕事を諦めてでも家に帰らねばならないのには理由があった。失明の危機に直面していたのだ。

糖尿病網膜症――。高血糖状態が続いた影響で血管が傷み、網膜の出血やむくみ、さらに毛細血管の詰まった状態が眼底検査で認められる疾患だ。無症状で進むことも多く、視力が徐々に低下し、最悪の場合失明に至る。国内には糖尿病患者が約1000万人いるとみられるが、そのうちの1〜2割が発症しているとの見立てもある。糖尿病性腎症、糖尿病性神経障害と並ぶ糖尿病の「3大合併症」のひとつである。

つまり、腎臓と同様、目の毛細血管もボロボロだった。実は最初に診てもらった名古屋の病院で、既に「失明する可能性が極めて高い」と言われていた。

日本医科大学武蔵小杉病院で治療が始まった。目にレーザー光を当てる方法「レーザー光凝固治療」だ。自宅療養になった5月以降、4カ月にわたって両目に受けた。

若い眼科医が思案顔で言う。「眼球のむくみを取る注射を打った方が、改善しない。いいと思います。ただ、1回5万円近くかかります。考えてみてください」。痛い出費だが、視力には代えられない。私はその場で即決した。

9月29日に初めて注射を受けた。麻酔が効き、目に何かが当たった感触だけで痛みなどない。ただ、むくみが再発するたびに打たねばならない。腎臓の治療も続く。懐まで痛む三重苦に、記者を諦めても東京で仕事復帰する必要があったのだ。

面談から数日後、上司から連絡があった。

「東京で頑張れ」

だが、送り出してくれた先は思いもしない部署だった。

進む機能低下、迫る人工透析
職場復帰するも、おぼつかない仕事

電車のドアが開き、将棋倒しのように乗客を吐き出す。２０１７年11月1日午前8時、東急田園都市線・溝の口駅。人波に背中を押されて急行に乗り込んだ。

向かうのは、１年半前まで働いていた東京本社。希望がかなって東京での仕事復帰は決まったが、現実は厳しかった。会社にたどり着くまでも、たどり着いてからも。

以前は日常だった満員電車が、恐怖に変わった。棒のような体は右に左に押され、立っているのがやっとだ。つり革にしがみつき、覚悟を決めた。「会社までの1時間、耐えよう」

だが、10分ともたない。頭が大きく揺れ、息苦しい。たまらず次に停車した二子玉川駅で降りた。トイレに駆け込み、何度吐いても目まいは続く。貧血や体力の低下など慢性腎臓病の進行と長期休養の影響が一気に襲ってきた。

「やっぱり無理だったのか」。悔いても後戻りはできない。その後も2、3駅ごとに降りてトイレに駆け込んだ。会社の地下にある東京メトロ東西線、竹橋駅に着いたのは、家を出て約3時間後。いつもなら通勤時間は1時間弱。こうなることを見越して相当の余裕を持って家を出たが、それでもギリギリだった。

職場は古巣の運動部。仕事は、デスクのそばで編集作業を補助する「内勤」だった。所属は「編集編成局付」。上司の温情で記者職に残してもらった。

職場を訪れる運動部の同僚らも気遣ってくれた。その都度「すみませんでした」と返しながら、申し訳なさに胸が痛んだ。仕事もおぼつかない。外からの電話の転送に失敗した時は、「もうだめだ」と思った。操作を間違い、切ってしまった受話器を手に体が固まった。「プーッ、プーッ」。繰り返す切断音に、前途も断たれた気がした。

何度、トイレに駆け込んで涙を拭ったか。何度、逃げ出そうと思ったか。「ここで辞めたら、妻と娘が路頭に迷う」。その思いだけで、耐えた。

だが、体は気持ちに付いてきてくれない。eGFRが緩やかに下り始めていた。5月の退院後は30%。その後20%台を維持し、11月も23%だったが、年明けの2018年1月に18%と初めて20%を切った。退院時2・06だった血液中の血清クレアチニン値も3・22に上昇していた。

日本医科大学武蔵小杉病院の主治医、鈴木安奈医師は、検査結果に目を落とし、「悪化のスピードが速いですね」。顔を上げ、私の目を真っすぐ見て尋ねた。

「人工透析の導入ですが、どちらを考えていらっしゃいますか?」

人工透析の方法は、大別して「血液透析」と「腹膜透析」の2種類がある。血液透析は主に腕などに針を刺して血液を一度体の外に出し、除去用の膜で浄化して体内に戻す。腹膜透析は腹腔《ふくくう》内に透析液を入れ、毒素や老廃物を取り除く。どちらも導入には手術が必要で、それぞれ、一長一短がある。通院回数など患者の生活スタイルに合わせて選ぶが、国内では血液透析を選ぶ人が大半だ。

「糖尿病なので、血液透析にします」

本当は、記者の仕事を続けるために腹膜透析を選びたかった。が、腹膜透析液は高濃度のブドウ糖を含むため、糖尿病の私にはリスクが高いと考えた。「首の皮一枚つながった記者の仕事も、終わる時は近い……」、そう諦めた。

人より3年遅れで大学を卒業し、記者一筋15年。不器用な私には「気合を入れて取材をする」以外、できることはない。「会社に居場所がなくなるな」。おびえる小動物のように過ごしたその年の冬の終わり、再び異動の内示があった。

4月、私は職場を移り、主治医も代わった。心は冬のまま、車窓の並木は、もう葉桜になっていた。

「腎移植を考えてみては?」医師の予期せぬ提案に動揺

「倉岡さーん」

診察室から私の名前を呼んだのは、男性の声だった。2018年4月、日本医科大学武蔵小杉病院腎臓内科。鈴木安奈医師の異動で主治医が代わったのだ。診察室で待ち受けていたのは、眼鏡をかけた童顔で細身の大塚裕介医師だった。

「かなり厳格に管理されているようですね。腎機能の数値は横ばいです」。少し早口の説明をぼんやり聞いていたら、次の言葉で目が覚めた。

「腎代替療法の導入にはまだ余裕がありそうです」

えっ、まだ余裕がある?

腎代替療法、つまり人工透析は目前と思い込んでいたから、つい前のめりになった。「どのくらいもちますか?」。大塚医師は首をかしげながら答えた。

「うーん、時間は言えませんが、すぐにという段階ではありません」

eGFRは18％、血清クレアチニン値は3・34。いずれも透析導入を考える目安（eGFR15％以下、血清クレアチニン値5以上）ぎりぎりである。息も絶え絶えの日々が続いていたが、わずかに光が見えた気がした。

東京都千代田区の毎日新聞東京本社。4階の編集フロア奥にある世論調査室は蓄積した膨大なデータなどの保護のため、四方を棚で遮られている。私の新しい職場だ。入社16年目を迎えたが、世論調査室に足を踏み入れるのは初めてだった。

仕事にも面食らった。各種調査の質問を作ったり前提となる基礎データを作ったり……。取材現場で生きてきた私にはほぼ初めてのデスクワークで、表計算ソフトの使い方を一から覚えた。私立文系で極度の数学嫌い。四則演算も二桁からあやしく、方程式など理解不能。数字の扱いは苦闘の連続だった。

6月22日、月1回の診療日。季節は仕事の覚えを追い越して、とうに梅雨入りしていた。じっとしていても汗が流れる曇天の夏日。大塚医師が言う。

「eGFRは15％。血清クレアチニン値も3・93です。腎代替療法を考える時期に来ました」

「宣告」は突然だった。

虚を突かれたが、大塚医師の話は予想外の方向に進んだ。

「腎移植を考えてみてはどうですか？」

「えっ」と言ったきり、反応できない。移植など頭にない。大塚医師は淡々と続ける。

「透析よりも予後がよく、平均寿命も延びるというデータがあります。何よりお仕事をして、お子さんもいらっしゃる倉岡さんにとってメリットは大きいと考えます。人工透析を経ずに移植する『先行的腎移植』です」

先行的腎移植……。初耳だった。人工透析は腎機能の10％ほどを代わりに担うだけで、根本的な治療法としては腎移植が唯一の手段だという。

一瞬、心が浮き立った。大塚医師が4月以降、人工透析という言葉は使わず、「腎代替療法」と話していた理由に得心がいった。でも、病気の責任は自分で取ると決めていた。すぐに高揚感は冷めた。

「血液透析にします」

感情を排した口調に意図を察したのか、大塚医師は諭すように言った。

「日本臓器移植ネットワークに登録して待ち、亡くなった方の腎臓の提供を受ける『献腎移植』もあります。近くの聖マリアンナ（医科大学病院）に腎移植外来がありますから、話だけでも聞きに行ってみては？　予約はこちらで取ります。時期が来たら話しますね」

帰り道は気が重かった。

その後、腎機能は緩やかに下降し、移植の話もほぼ出なかった。腎機能は15％を切ったのに、むくみが全くなく、体重も63キロ前後で安定していた。

「心臓や肺もきれいです。努力していますね。いい状態です」。大塚医師の説明に、少しだけ前途を期待した。しかし、甘かった。11月9日、診察に妻も一緒に来るよう言われたので、察しはついた。

「腎移植外来の予約、取っていいですか？」

大塚医師の話は、予想していた透析の開始ではなかった。あっけにとられる私を置いて、今度は妻に説明した。「人工透析を経ない『先行的腎移植』があります。ドナー（臓器提供者）になれる方が見つかれば、受けられます」

「私、ドナーになるつもりがあります」

妻の言葉に血の気が引いた。そう言わせないため、妻には腎移植の話を一切していなかったのに……。私は慌てて「献腎を、献腎移植を希望します」と言い、勧められた聖マリアンナ医科大学病院（神奈川県川崎市宮前区）の腎移植外来に行くことを決めた。

帰りの車中、妻に言った。「あなたから腎臓をもらうつもりは一切ない」。フィットネス教室のインストラクターに情熱を傾ける妻の人生を、これ以上邪魔したくなかった。

ややあって、妻は静かに、だが断固として言った。

「移植は娘のためよ。あなたのためじゃない」

返す言葉も、立場もなかった。

腎移植外来受診まで2週間。私に残された腎機能は11％になっていた。

ドナー候補は名乗り出た妻でなく……「あげるわよ、腎臓」高齢の母の覚悟

私のマイカーでの指定席は助手席だ。

2018年11月22日、この日も妻にハンドルを委ねて30分ほど走っただろうか。小高い丘に、白く大きな建物が見えた。聖マリアンナ医科大学病院だ。紹介状を手に、症例数が例年15件ほどの腎移植外来に向かった。

車を降りると、全身のかゆみが猛烈に襲ってきた。腎機能が15％を切ると「末期腎不全」と呼ばれ、人によっては強いかゆみが出現する。ひとしきり体中をひっかき、背中や腕などあちらこちらがミミズ腫れで真っ赤になった。妻は「しんどいね」と目を潤ませる。毎

日のように家でその姿を見る妻と娘のつらさを思い、やりきれなくなった。私は病院正面玄関のマリア像に祈る。「これ以上、心配をかけませんように」

腎泌尿器外科で受け付けを済ませると、看護師の服ではない若い女性が歩み寄ってきた。移植コーディネーターだった。丁寧に腎移植の説明をしてくれた後、こう聞かれた。

「倉岡さんは、生体腎移植と献腎移植、どちらを選ばれるおつもりですか」

横にいる妻の機先を制するように答えた。

「献腎移植です。血液透析をしながら待ちます」

コーディネーターはうなずく。妻からは絶対にもらわない、という意思は固まっていた。

「倉岡さん」。名前を呼ばれた。「無理しないでね」。妻の言葉を背に一人で診察室に入ると、女性医師が座り、後ろに男性医師が立っていた。腎臓内科医の寺下真帆医師と主任教授だ。共に表情も口調も柔らかいが、話の内容は厳しかった。

献腎か、生体か――。再び問われた。「献腎です。血液透析をして待ちます」と繰り返した。

寺下医師は言葉を継いだ。

「献腎移植までどのくらい待つか、ご存じですか?」

腎臓移植を希望する日本臓器移植ネットワーク登録者は２０２３年12月末現在で1万４３３０人いる。「最低14年は待ちますよね」。事前に調べていたから知っていた。

「ご存じですね。でも倉岡さんの血管は糖尿病で相当弱っていて、そこまで透析でもつか確証を持てません」

寺下医師は続けた。

「生体腎移植を考えてはいただけませんか？」

体中から汗がじっとりと湧くような気持ち悪さを感じ、口が開けない。そこへ「奥様を呼んできていただけませんか」と促された。

何を言われるのか、百も承知だ。できれば呼びたくなかった。寺下医師が妻に同じ説明をした。妻は私と正反対に背筋を伸ばして、きっぱりと言った。

「腎臓を提供するつもりが、あります」

また、言わせてしまった。動揺で意識がもうろうとし始めるが、妻からもらうつもりはない。しかし、寺下医師の話は別の方向に進んだ。

「奥様の思い、ありがたいです。ちなみに倉岡さん、ご両親はお元気ですか」

67歳の母は元気だった。

「お母様はドナーになってくださるでしょうか？」

母？　いや、もう我が家では「祖母」ですが？

体から腎臓を一つ取るのだから健康体でも負担は大きい。腎臓が一つになると、腎機能は6〜7割程度に落ちるという。ただ、60代後半の母の方が、40代前半の妻より人生が短いと想定される。術後のドナーの人生を考えると母の方が〝適役〟ということだった。

「お嬢さんもいらっしゃいますし、お母様にお願いしていただけないでしょうか？」

話の展開についていけず、ぼうぜんとしたまま、病院を後にした。

帰りの車で、押し黙ったままの私に妻が言った。「明日は休みだし、お母さんに聞きに行こう。私も行く。もしだめだったら、私があげるよ」

首を縦に振れず、その日は一睡もできなかった。

翌23日は勤労感謝の日で祝日。いったん会社で残務を片付け、京浜急行の快特電車で神奈川県横須賀市の実家に向かった。実家に着けば、母と向き合わなければならない。そこから逃げたい一心で、何度も普通電車に乗り換えようとした。1時間後、恐る恐る実家のドアを開けると、母と先に到着していた妻と娘が出迎えてくれた。

「体は大丈夫なの？」

「うん、きついね」

当たり障りのないやりとりが続く。肝心の話を切り出せないでいると、母がしびれを切らしたように突然言った。

「あげるわよ。腎臓。なんでもっと早くに言わなかったの。あなたは奥さんと娘のために生きなきゃだめでしょ。腎臓なんて二つあるんだから、1個なくなったって平気よ！」

あっけにとられていると、畳みかけられた。

「申し訳ないとか思ったらだめ。私はあなたの母親なんだから」

私が母に言い出せないであろうことを予想して、妻が病院での話を伝えていた。

母は自他共に認める〝天然〟で、いつも一時の感情だけで動く。「本当にいいの？」。しつこく繰り返すと、怒り始めた。

「うるさいわねえ。あげるって言ったでしょ！」

その夜は実家に泊まったが、またも眠れなかった。申し訳なさと困惑が頭の中で渦巻き、目はさえているのに何も考えられない。

週が明けた月曜日、寺下医師に電話すると、「よかったです。ご一緒に受診していただくことはできますか」と明るい声で言われた。

でも、本当に高齢の母は大丈夫なのだろうか。こんな親不孝をしていいのか。

迷いながらも、移植へのレールは、もう敷かれ始めていた。

「天然」の母、医師を圧倒
適合検査を「早く進めてください」

その人は笑顔で手を振りながら、妻と私が待つ車に駆け寄ってきた。まるで買い物か食事にでも行くような足取りだ。私の母、67歳。苦笑しながらも、その明るさに救われた。

2018年12月6日、雨の川崎市・武蔵小杉駅北口ロータリー。これから向かう聖マリアンナ医科大学病院の腎移植外来では、母がドナーになれるかどうか、医師の診断が待っていた。

「横須賀からここまで1時間半もかかったわよ。でも、運動になるからいいわね」

母は後部座席に乗り込むなり、気の向くままに話し続けた。

「でも、病院は苦手ね。痛いから」

そうだった。母は痛いのがダメで、注射も怖がる。それなのに生体腎移植のドナーを志願してくれた。そう思い至ると、申し訳なさにまた心は沈んだ。

病院に着いても、母は声を落とさない。

「病院はやっぱり嫌。陰気よ。いるだけで病気になっちゃう」

私は慌てて「ほかの患者さんもいるから」と注意するが、どこ吹く風だ。診察室でもこの調子だった。

「一樹さんのドナーになっていただけると伺いました。お気持ちに変わりありませんか？」

意思を確認する寺下真帆医師に母は勇ましかった。

「やります。お願いします！　でも、痛いのは嫌。痛くしないでくださいね」

寺下医師は、困惑している。私は後ろで目線を落として縮こまっていた。

「手術は痛いかもしれません。大丈夫ですか？」。寺下医師の言葉に、母はさすがに小声になった。「うーん。麻酔は効くでしょ？　なるべく痛くないようにしてね」

弱気を断ち切るために、気丈にふるまっているのだろう。それが分かるから、泣きそうになった。

「早く進めてください。早くね！　こういうことはゆっくりやっちゃだめ」

笑顔で迫る母に若い寺下医師も圧倒されたのか、その日のうちに血液検査や心電図にX線、CTなどの検査が一気に進んだ。

「もう後戻りできないな」。私も、気を引き締めた。ただ一つ、母が寺下医師に聞かれて答えた「（血圧を抑える）降圧剤を飲んでいます」という言葉が、どうにも引っかかった。

母を横須賀まで1本で帰れる京急川崎駅まで送ると、車の降り際に言った。

「二人（筆者と妻）とも頑張りなさいよ。移植すれば楽になるから。私は家に帰ってご飯作らないと。ああ忙しい！　それじゃ！」

バタン！　口調もドアの閉め方が強いところも、「いつも通り」がありがたかった。「移植まで頑張ろう」。初めて、生体腎移植に前向きになれた。

障害者手帳も交付され、移植へのカウントダウンが始まるはずが……

1週間後、私は日本医科大学武蔵小杉病院にいた。聖マリアンナ医科大学病院では腎移植だけで、腎臓の管理は引き続き、近くの日本医科大学武蔵小杉病院にお願いしていた。生体腎移植を勧めてくれた主治医の大塚裕介医師に経緯を話した。「いい選択をされたと思います。優しいお母様ですね。移植まで腎臓をもたせましょう」。その童顔がほころんだ。

とはいえ、腎臓の悪化は移植を待ってくれない。

年明けの2019年1月にはｅＧＦＲこそ11％と横ばいだったが、血清クレアチニン値は4・93と、人工透析導入の目安である5の目前だった。腎性貧血が悪化、造血剤の注射も検討されるようになった。

頭がぐらぐらと大きく揺れて、座ることすらままならず、強い吐き気に夜通し襲われた。ベッドから床をはってトイレにたどり着いたものの、吐くだけ吐いて意識を失い、気づいたら便器を抱えて朝を迎えていた日もあった。63キロの体重は60キロを割り、1月半ばには12日間寝たきり状態となり、命の危機を感じた。

2月。腎機能の数値は10％となり、血清クレアチニン値は5・44に達した。日本医科大学武蔵小杉病院の大塚医師は淡々と告げた。

「クレアチニン値が5を超え、重度の貧血や水分電解質の異常なども起きています。数字上も障害者3級の枠に入ったので、手帳を取得してください。移植をするにしても、透析をするにしても必要です」

人工透析を受けている人は一般に障害者手帳1級が交付される。だが、私のように人工透析を経ない「先行的腎移植」を受ける患者は、手帳の交付を受けていなければ、障害者向けの減免措置を受けられない。そのため「自立支援医療（更生医療）制度」がある。「重度かつ継続」に該当するため、医療費の自己負担は所得に応じて上限額が設定され、大きく減免されるのだ。この制度を利用することで通常３００万円程度かかる腎移植手術の入院医療費が、私の場合は毎月2万円（食事療養費は除く）で済む。対象は「障害者手帳を持った18歳以上」だ。申請先は居住地の役所で、交付まで1カ月程だった。

1月からは月1回、各種ワクチン注射を受けていた。移植後は生涯、免疫抑制剤の服用が続くため、感染症の予防が欠かせないからだ。移植まであと数カ月か――。本から得た知識からそう思っていた。だが、聖マリアンナ医科大学病院での検査は、母と初めて受けた12月6日以降、滞っていた。

母に高血圧とたんぱく尿が移植に立ちはだかる壁

「起きなさい！　もう着くわよ」

後部座席の母の声で目を覚ますと「聖マリアンナ医科大学病院」の看板がぼんやり視界に入った。２０１９年3月14日、5回目の移植前診察。体調不良と吐き気で前夜は一睡もできなかった。意識はもうろうとし、私の体は徐々に「タイムアウト」に近づいていた。

母と初めて腎移植外来を受診した２０１８年12月6日から3カ月。受けたのは大腸と胃の内視鏡検査だけだ。母も、ほぼ同じようなもので、レシピエント（腎臓の提供を受ける側＝私）とドナー（腎臓を提供する側＝母）共に体の隅々まで調べ上げるはずの移植前検査にしては少なかった。

その理由が明らかになる。

「お二人とも大腸の内視鏡検査と胃カメラは問題ありません」。診察室の寺下真帆医師は穏やかに切り出したが……。「ただ、お母さん、何度検査しても尿からたんぱくが出ます。血圧も高いし、体重も重いかな。今のままだと、移植は厳しいかもしれません」

実は、12月末の3回目の診察で母は高血圧とたんぱく尿を指摘され、その後、血液や尿検査などを繰り返し受けていた。

母は当時、身長148センチで体重58キロ。血圧も高く、好物の漬物やせんべいなどを断てずにいた。生体ドナーに求められる条件は「健康体」。ドナーはその後、残された一つの腎臓で生きていかなければならないからだ。腎機能は摘出前の6～7割程度に落ちる。

「なんとかならないかしら。私が大丈夫って言っているんだから」

母は食い下がる。思案顔の寺下医師は、少し間を空けて切り出した。

「術後のことを考えると、今のままでは進められません。うーん……お母さん、ダイエットに挑戦してくれませんか？　まずは1キロでいいから。あと、塩辛い物厳禁」

ダイエット？　暮らしぶりを知る私は目を丸くしたが、母は啖呵《たんか》を切った。

「分かりました。痩せます！」

移植手術は当面、棚上げになった。帰りの車で、母は「歩いて痩せるわよ。見てらっしゃい！」と鼻息が荒かった。助手席の私は前を向いたまま、ぼそっとつぶやいた。

「無理しない方がいいよ。透析にするから。移植手術を受けるのは怖いだろうし」

すると後部座席から、大きなため息が一つ。バックミラーをちらっと見ると、母は目をつり上げ、色をなしていた。

「何でそんなこと言うの！　可能性はあるでしょ！　痩せるわよ！　それにね、手術はちっとも怖くないわよ！」

車中は険悪なムードになり、母は「やると言ったら、やる」とまくし立て、私も引かず、けんか別れのようになってしまった。

現状を2人の弟にも伝えた。四つ下の洋生《ひろお》はドライバーで、八つ離れた洋平はNHKの記者。独身の2人は「お母さんが厳しいなら、俺の腎臓を」と申し出てくれた。でも、断った。私より先の長い、弟の人生を邪魔するわけにはいかなかった。

「ありがとう。耐えるよ」
ドナーへ、母が毎日2万歩ウォーキング

2019年4月1日。地下鉄半蔵門線の錦糸町駅をエスカレーターで地上に出ると、桜

が舞っていた。

入社17年目、職場が世論調査室から地方部に替わって、初の取材だった。こんな体になっても現場を忘れられず、「石にかじりついてでも取材したい」と無謀な相談を上司に持ちかけてかなった異動だけに、気合が入っていた。

目的地は駅からわずか約300メートル。プロ野球の元監督へのインタビューだった。しかし、50メートルも行かないうちに視界が真っ白になり、かがみ込んで植え込みにひとしきり吐いた。

少し持ち直すと、背中に手のぬくもりを感じた。ギョッとして振り返ると、見知らぬ年配の男性。「兄ちゃん、飲み過ぎはいかん。ほどほどにな」と、背中をさすってくれていた。花見の酔客と間違えられたようだ。心底情けなかったが、下町の人情を感じた。

一方、母——。朝晩のウォーキングを始め、途中何度も私のスマホを鳴らしてくる。「あなたの好きな海が見えるわよ」「もう5駅分歩いたわ」

私は「ありがとう」と謝意を伝えながらも、「歩いただけでは……」と期待せずにいた。

そうして1週間ほどたったある日、スマホから母の声と共に、かすかに聞こえる雑音に気づいた。「ザッ、ザッ、ザッ……」。靴で地面を踏む音だった。

「どのくらい歩いているの?」。尋ねると、ガラケー片手の母は息を切らしながら答えた。

「朝に2時間、夜に2時間。歩数計は1日2万歩以上よ。ずっと歩いているわ。あなた、聞いていなかったの?」

体のきつさもあって、母の話はほとんど耳に入っていなかった。それがこの日から、毎日朝夕聞こえる母の足音に励まされるようになる。「もう少しの我慢。必ず痩せるから。信じなさいよ」。いつもそう通話を締めくくる母の声も、日に日に力強さを増している。

「お母さん、ありがとう。頑張って耐えるよ」

私は、母を信じることにした。

母が減量成功、移植へ再始動
しかし、体調は悪化し心身は破綻寸前

見たいような、見たくないような——。

川崎市の武蔵小杉駅北口ロータリーで母を待つ私は、合格発表の掲示板を見上げる受験生の心境だった。2019年4月25日、聖マリアンナ医科大学病院腎移植外来を受診する日がやってきた。

医師に「体重やたんぱく尿などの改善が見られなければ、移植は厳しい」と言われて1

カ月。現れた母の姿は——。

まるで別人だった。

身長148センチの体は一回りすっきりとして、顔つきもシャープに見えた。あっけにとられていると、車の後部座席に乗り込み、勝ち誇ったような顔で言った。

「お待たせ。何キロ痩せたと思う？　ねえ分かる？」

目を丸くする私と妻に答える隙《すき》さえ与えない。

「7キロよ。51キロになったんだから。私はやると言ったら必ずやるの！」

「すごいよ。ありがとう！」

それ以上の言葉は出てこない。病院までの車中、母は自分がどれだけ歩いたか、いかに塩分を抑えたか、その努力の数々を改めて披歴した。その話一つ一つに私はただ、うなずいた。

「お母さん！　すごい！　何キロ痩せたんですか？」

診察室の寺下真帆医師も声が弾んでいる。

「検査結果にもびっくりです。たんぱく尿が消えていて、血圧も低くなっていました。一体、何をされたんですか？」

得意満面の母は、ヒートアップする。

「でしょ。７キロ。だって一日中ずっと歩いていましたから。塩辛いものも食べていません！　これで移植、できますね」

寺下医師はうなずく。

「血圧はもう少し下がった方がいいですが、降圧剤もやめて、このまま努力を続けていただけることを前提に先に進めましょう」

間に合った――。母のおかげで、止まっていた時計が動き始めた。

「では、まず組織適合性検査を受けていただきます」。寺下医師の言う「組織適合性検査」では、レシピエント（私）とドナー（母）の「ヒト白血球抗原（ＨＬＡ）」の相性と、ドナーに対する抗体がないかどうかを調べる。

ドナーの臓器がレシピエントの体に入り、ＨＬＡが違うと、どういうことが起きるのか。「この腎臓は〝異物〟」。そう免疫細胞が認識して攻撃したり、抗体を作り排除を試みたりする。これが拒絶反応である。そうならないよう免疫抑制剤を飲むのだが、ＨＬＡの相性がよくなかったり、既にドナーへの抗体があったりすると、移植後すぐに強い拒絶反応が表れやすい。

ただ、今では、ＨＬＡの相性や抗体の有無に関係なく、急性拒絶反応を抑えられるようになったため、夫婦間など非血縁間の移植も増えている。とはいえＨＬＡができるだけ合っていた方がいい。移植後、慢性の拒絶反応が起きにくく、移植腎が長持ちする傾向にあるといわれており、ＨＬＡの相性が移植できるかどうかの関門といえる。

結果を聞くまでの数日間は緊張したが、幸い、私と母はＨＬＡの相性がよく、移植腎に拒絶反応を起こす可能性が低いとされる「陰性」という結果だった。

５月半ばには、精神科医の面談も受けた。ドナー（母）には「移植が自発的か否か」を、レシピエント（私）には「移植を受けるのに適した精神状態か」や「移植後に自己管理できるか」を確認するために必要だという。移植は、ドナーである母の命にも関わる。私の前に母と面談していた精神科医に、一つ引っかかっている疑問をぶつけた。

「母は無理をしていませんか？　勢いに任せているだけなのでは……」

母に少しでもマイナスの感情があるのなら、移植を辞退すると決めていた。彼は真っすぐ私の目を見て、笑みを浮かべて語った。

「お母さんはとても強い意志をお持ちです。しっかりと話していらっしゃいましたし、心配いりません。すてきなお母さんですね」

検査結果を踏まえ、医師たちが話し合いを重ねる。その結果、６月６日の診察で移植手術の正式な可否が決まると、寺下医師から聞いた。約１カ月後だ。

ところが、私の体が手術に間に合うのか、かなり微妙になってきた。悪化のスピードが止まらず、腎臓は悲鳴を上げていた。体調の悪さでほぼ取材に出られない。会社でも平静を装ったが、何の原稿を書いているのか、途中で分からなくなることすらあった。

腎臓を管理する日本医科大学武蔵小杉病院、大塚裕介医師の表情も険しかった。

「手術が夏以降になるようなら、血液透析を先行導入する必要があります。シャント作成手術を受けることを念頭に置いてください」

シャントは血液透析に必要な血管の回路のことだ。人工透析をすると既にボロボロの血管がさらに傷つく。できれば避けたい。でも、避けられないのか。母があれだけ頑張ってくれたのにここまでなのか――。私の心身は破綻寸前だった。

綱渡りのような日々を送りながら、いよいよ〝審判の日〟を迎える。

第2章

母の腎臓を移植、生きる意味を見出す

あと少し、母の笑顔に涙
最終関門、手術に耐えられるか

２０１９年６月６日、聖マリアンナ医科大学病院。腎泌尿器外科（腎移植外来）の待合室で長椅子に体を横たえる私に、母は容赦なかった。

「あなた最近、言葉がとげとげしいわよ。移植手術で、性格まで変わればいいわね」

ただ、そのころの私はそう言われても仕方のない態度をとっていた。母の言葉を無視したり、「静かにして！」と強く言ったり……。心身共に余裕まで失っていたとはいえ、必死に痩せてまでドナーになろうとしてくれている人に向ける言葉ではなかった。

妻が「すみません、お義母さん」と頭を下げている。母はぶぜんとしながら「あなたは悪くないわよ。私の味方だから。一樹は見習いなさい！」とぴしゃり。自分が悪いのは分かっていたが、謝ることもできず、気まずさと恥ずかしさで押し黙っていた。

「お体はいかがですか？」

担当の寺下真帆医師の問いにも、私は胸を張り、ことさらはっきりと「問題ありません」と答えた。「弱った姿を見せると即、透析だ」。そう思い込み、「元気な人」を演じていた。

「私はもうピンピンしちゃって」

母が聞かれてもいないのに口をはさむ。その無頓着さがありがたい。注意がそれ、一息つけたからだ。しかしそれも一段落。寺下医師は切り出した。

「倉岡さん、お母さん。移植手術ですが……」

息をのみ、こぶしをぎゅっと握った。

「病院内で話し合った結果、条件付きでOKが出ました。お母さんの血圧が若干高いですが、今後も数値改善に取り組んでいただくことが前提です。検査結果は問題ありません」

「ありがとうございます」。緊張が解け、ふーっと一息ついた。母もはしゃがんばかりの喜びようだった。寺下医師も「よかったです」と笑みをたたえていた。


日本移植学会と日本臨床腎移植学会が作る「生体腎移植ドナーのガイドライン」によると、ドナーの条件は血圧が140／90mmHg未満、肥満や糖尿病でない——など約10の適応基準がある。母は、それを乗り越えてくれた。残る問題は時期だ。

「手術日は8月8日の予定です。もう少しです」

夏……だが、過ぎてはいない。透析なしで間に合うかもしれない。

帰りの車。リクライニングを大きく倒した助手席の私は、首だけ後部座席に向けて、母に言った。
「ありがとう。いろいろごめんね」
母は笑顔だった。
「謝るんじゃないわよ。あなたは奥さんと娘のために生きなさい。もう『腎臓もらってい
いの？』なんて聞くんじゃないわよ」
不意に、涙があふれた。
母への感謝、腎臓をもらう罪悪感と申し訳なさ、そしてためらい……。それらが入り交
じった不思議な感覚だった。
1週間後、日本医科大学武蔵小杉病院を受診し、移植手術の日取りを伝えた。大塚裕介
医師は「8月なら、透析なしでなんとかつなげられそうです」と励ましてくれた。「もう少し、
あと少し」。頭の中をZARDの歌のフレーズが駆け巡った。
だが現実は限界が近づいていた。手術前最後の取材先は、実家がある神奈川県横須賀市
のカボチャ畑。取材を終えて帰路についたところで強烈な吐き気に襲われ、三浦海岸駅改
札近くのベンチで一時意識を失った。自分で希望しながら、もう外での取材は無理だった。
6月24日、聖マリアンナ医科大学病院に検査入院をする。手術に耐えられる体かを見極
める、2泊3日の最終関門だった。

採血、採尿、超音波、心電図……。分刻みでメニューをこなす。ただただ、めまぐるしかった。そして最終日、手術の可否は不明だが、次の診察は1週間後で、執刀医との面会があると、寺下医師に告げられた。寺下医師は腎臓内科。執刀するのは腎泌尿器外科の医師だという。

ただ、この面談で私がぼうぜんとすることになろうとは、その時は知る由もなかった。

「頑張れよ」周囲の支え実感
移植手術へ、準備は整った

「倉岡さん、腎臓はどこに移植するか、分かりますか?」。2019年7月3日。聖マリアンナ医科大学病院3階の腎泌尿器外科診察室で、初対面の執刀医にいきなり問われた。

「……」

答えも分からなかったが、あっけにとられて何も言えなかった。それが生体腎移植手術のエキスパート、佐々木秀郎《ひでお》医師との出会いだった。短髪に眼鏡、人懐っこい目。ドラマの名脇役のような穏やかな表情に緊張は緩んだ。だが、大学の准教授(当時。その後病院教授を経て、現在は客員教授で「ささき腎泌尿器クリニック」=神奈川県川崎市多摩区=院長)にして、日本泌尿器科学会の専門医・指導医、そして日本臨床腎移植学会の腎移植認定医である。

話の展開は早い。最初の問いにポカンとしていると……。「通常、右の下腹部の骨盤の中です。ちょうどいいスペースがあるんです。でも倉岡さんの腎臓は取りません。そのままにしておきます」

「取らない？　二つの腎臓が三つになるのか……」

驚く私を尻目に佐々木医師の話は続く。

「外科手術では、不必要なことはしません。それで何か事故が起きたらだめでしょ」

生き生きとした表情、抑揚のある話し方。いい取材相手に出会えた時のような、軽い興奮を覚えた。

翌週、母を交えての説明も、あの母が無駄口をはさむ間もなく進んだ。

「お母さんの腎臓を先に取り出して、保存液で洗って冷蔵保存します。次に倉岡さんのおなかを開け、骨盤の中の静脈と動脈を見つけて、お母さんの腎臓の動脈と静脈とそれぞれつなぎ合わせます。最後に、お母さんの腎臓の尿管を倉岡さんの膀胱《ぼうこう》につなぎ合わせるんですね。手術は倉岡さんが4～5時間、お母さんは3時間程度です。ご質問はありますか？」

私が切り出す。「お腹はどれくらい切るのでしょうか」

「倉岡さんは、切るのは20センチほどですね。右の下腹部を切開します。無理なら左側を切ります。痕は確実に残ります」

「母は？」

「お母さんの腎臓は、腹腔鏡手術で取り出します。内視鏡ですね。手術器具を通す穴を3カ所開けて、切開も最小限にとどめますから、痕はそこまで大きく残りません。取り出す腎臓は、原則として左側です。問題がなければ10日程度で退院できます」

「腎臓一つになって、母は大丈夫ですか？」

「ドナーの生存率は普通の人よりいい、というデータがあります。元々健康ですし、体にさらに気をつける人が多いからです。ただ、退院後は管理のために通院する必要がありまず。半年から1年に1度程度です」

「痛いですか？」

ついに母が登場。佐々木医師は笑みをたたえ、語りかけた。

「切りますからねえ。術後2日程度はちょっと我慢が必要かもしれません。でも、大丈夫ですよ。痛ければ麻酔を入れますから」

私が質問を重ねる。

「移植した腎臓の生着率は高いですか？」。生着率とは移植した腎臓が機能する確率のことだ。

「当院の腎移植手術は倉岡さんで220例目です。生着率は8割4分を超え、免疫抑制剤が改良されていますので年々向上しています。最近だけだと9割を超えます」

一通りの説明を終え、話が腎移植の現状に及ぶと、佐々木医師の柔和な表情が少しだけ曇った。

「臓器移植は本来、亡くなられた方の善意で成り立ちます。生体移植は元気な人の体を傷つけてしまいますから。でもご遺体からの移植はなかなか増えないのです」。佐々木医師は病院の移植医療支援室長も兼ね、行政に訴えたり普及活動をしたりと、臓器移植の理解促進にも努めていた。その立場での言葉だった。

その後、手術時の輸血の同意書などにサインし、7月31日の入院が決まった。佐々木医師も元の柔らかい口調に戻った。「体、きつそうですが、移植まであと1カ月。もう少しです」

7月19日、腎臓を管理してもらっている日本医科大学武蔵小杉病院で、手術前最後の診察を受けた。ｅＧＦＲは7％、血清クレアチニン値は7・8。担当の大塚裕介医師は「ぎりぎり間に合いましたね。手術に耐えられる体にしておきますね」と、貧血気味の体に造血剤を打ってくれた。1月から毎月打ってきた各種ワクチン注射も、この日で終えた。

移植を強く勧めてくれたのが大塚医師だった。

透析でいいと抵抗する私を諭し、聖マリアンナ医科大学病院腎移植外来の受診へと導いてくれた。通常300万円程度かかる腎移植手術の入院医療費を、毎月上限2万円に抑えられる「自立支援医療（更生医療）制度」も教え、手続きに必要な意見書も書いてくれた。感謝を込め、頭を下げた。

7月30日、会社で職場や世話になった先輩、同僚にあいさつして回った。「頑張れよ」「見舞いに行くからな」。励ましに心が震えた。

私は長い間、一人で苦しんでいると世をすねていた。が、多くの人に迷惑をかけながら、その優しさに支えられていたことが身に染みて分かった。

準備は整った……と思ったのだが、入院後もまた一山待っていた。

元の生活には戻れないかもしれない……「新たな記者像を」、医師の言葉に力もらう

「ちょっとお話が……」。聖マリアンナ医科大学病院、腎臓病センターの6人部屋。移植手術のために入院した私に、寺下真帆医師が声をかけた。表情が硬い。嫌な予感がした。入院3日目の2019年8月2日。猛暑日だった。

「実は手術前に、少しだけ人工透析をするかもしれません」

手術まであと5日。私の腎臓は、それすらもたないのか。「できればしたくないのですが」と小声で言うと、「ですよね」と寺下医師。「でも、ちょっと間に合わないかなって。腎機能の数値が悪いので、一度透析をして、体の状態を安定させたいんです」

人工透析を経ない「先行的腎移植」では手術前に数回、人工透析をすることがある。尿毒症の症状が進んだ場合や、体に水がたまった場合など容体がよくないまま手術に臨むと、命の危険があり、術後にも影響が出ることがあるからだ。

eGFRは7%、血清クレアチニン値は7・6。入院前から37度台の熱が続き、順調だった血糖のコントロールもままならなくなってインスリン注射も始まった。

「細かいことが決まったら、また伝えます」と寺下医師。期待が大きかった分、気持ちは一気に沈んだ。「ここまで傷んだ体では、移植を受けても元の生活には戻れない……」。もんもんとベッドに横たわっていると、妻が顔を見せた。放っておけば落ち込んでいく私を〝救出〟するため、毎日片道30分を車で通ってくれた。

ただ、私がこの時落ち込んだ穴は、いつもより深かった。明るく娘の話などしてくれるが、笑えない。さすがに妻もため息をつく。「ここまで（人工透析をしないで）耐えたのにね」

その夜は睡眠導入剤をもらったが、朝まで一睡もできなかった。

「いつまでも悩んでいても仕方ない」。意を決した私は、失礼を承知で巡回の若い医師に懇願した。

「丸井先生に会わせてください！」

病院教授の丸井祐二医師（現在は教授）。聖マリアンナ医科大学病院での手術が決まった後、情報収集を重ねる中で知った移植外科医だ。

あまりに急な申し入れにもかかわらず、丸井医師は快く面会に応じてくれた。

「どうも、丸井です」

日に焼けた精悍《せいかん》な顔に、がっちりした体形――。満面の笑みで右手を差し出された。握手をすると、体力がない私は振り回されそうなくらい力強かった。

愛知県出身の丸井医師は名古屋大学医学部を卒業後、ほぼ移植外科一筋。母校の名古屋大学や京都大学、ニュージーランドの大学などで腎臓、肝臓、膵臓《すいぞう》移植の腕を磨き、経験を積んだ。帰国後は主に腎移植を

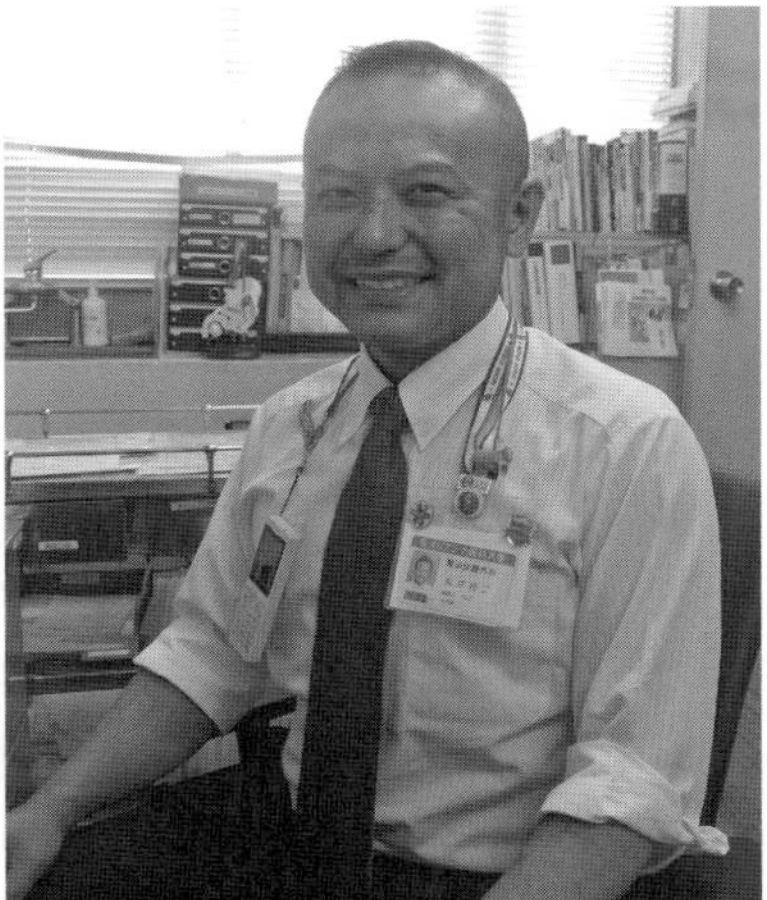

丸井祐二医師。真剣なまなざしと穏やかな言葉で私に生きる気力と希望を与えてくれる＝筆者撮影

専門にしている名医の一人である。

ただ、実際会ってみると二枚目だがキューピー人形のような髪形で、ニュージーランドでの経験から白衣を着ていなかったり、熱狂的ファンの中日ドラゴンズのストラップを首から下げていたり……。華やかな経歴とは裏腹に、威圧感の全くないフランクな医師だった。聞けば、母の執刀医で、私の手術でもスーパーバイザー役を務めてくれるのだという。

私は、その時抱えていた不安を丸井医師にぶつけた。手術後の治療や日常生活、そして手術前の自分にどれだけ近づけるのか――。丸井医師は一つ一つ丁寧に答えてくれた。最も心に残ったのは、手術後の体についての話だった。

「倉岡さんの体は、長い時間をかけて徐々に悪くなってしまったので、元の生活に完全に戻るのは難しいかもしれません。でも、人生のフィールドは、また広がります」

丸井医師は柔和な表情で語りかける。

「生体移植を受けられる方は恵まれています。皆さん、与えられたチャンスを生かして、体に合わせた自分らしい生き方を模索しています。倉岡さんも『新たな記者像』を確立するといいのではないでしょうか」

目からうろこが落ちた。

私の価値観は「激務に耐えていい記事を書けるかどうか」の一点で、「体に合わせて働く」

など考えたこともなかった。丸井医師の話を聞くうちに、かつての自分を追い求めるのは無理だと気づかされた。

「現実を受け入れ、自分だからこそ書ける原稿を書こう」、そう思えた。

多忙な中、約1時間も向き合ってくれた丸井医師の誠実さに、力をもらった。

もう一つ、貴重な出会いがあった。見舞いに来てくれた先輩の潟永秀一郎さんから、偶然同じ病院に入院する友人を紹介されたのだ。

私以上に重い病気と闘いながら、とても前向きで、話すうちに「私も、こうありたい」と心が奮い立った。彼からは術後の健康管理のヒントももらった。妻に2人のことを話すと、真っすぐ私の目を見て「あなたは人に恵まれているね」と言った。

「お医者さんも先輩も同僚も、取材相手も、友達も。何よりお母さんも、ね。運がいいのよ。もうこの期に及んでジタバタしても仕方ないじゃない」

「そうだね」

私もしみじみうなずき、多くの人の顔を思い浮かべた。

妻と娘のために生きる
手術前夜、2年間の日々を思い

「免疫抑制剤、今日から飲んでくださいね」。看護師さんはそう言って、ベッドの横のテーブルに、普通の錠剤より二回りほど大きなカプセルを四つ置いた。

それを大量の水で流し込む。２０１９年8月5日、手術3日前の朝。術後の命運を握る薬の服用が始まった。薬の殻を回収しに来た看護師さんが念を押す。

「免疫抑制剤は決められた時間と量を守ってくださいね。午前7時半と午後7時半の2回。飲み忘れは拒絶反応が起きる原因の半分を占めるようですよ」

拒絶反応――。移植を受ける側の免疫機能が、〝異物〟であるドナーの臓器を攻撃したり、抗体を作って排除しようとしたりすることだ。放っておけば、移植された臓器は機能を失う。それゆえ、免疫抑制剤を生涯飲み続けなければならない。その効き目は人によって違い、効き過ぎても、効果が薄くても、移植された臓器や体に悪影響を及ぼす。効き目を一定に保ち続けなければならないのだ。手術前から飲むのは免疫抑制剤に体を慣らし、「効き目のゾーン」を探るためだという。移植手術後の治療の柱だ。

この日の夕食後。免疫抑制剤を何とか飲み終え、ベッドの上で本を読んでいると、「倉岡さーん」。カーテンの脇からのぞく執刀医、佐々木秀郎医師の表情と声が妙に明るい。

「透析、なしでいきましょう」

なんとかもちこたえられた――。

後日聞いたのだが、腎臓内科医と腎泌尿器外科医で作る腎移植チームの中で、意見が分かれたそうだ。最終的に執刀医の佐々木医師が「透析は不要」と判断したという。やはり限界はとうに超えていたのだ。

8月7日、手術前日。手術や麻酔の説明が終わり、書類のサインを済ませていると、パジャマ姿の母が私のベッドを訪ねてきた。

「さっき入院したの。もうすぐ楽になれるわね。よく頑張った！」

機嫌がいい。これはチャンスと手術前、どうしても確認しておきたかったことを尋ねた。

「腎臓をもらって本当にいいの？」

うるさい、と一蹴されることも覚悟したが、母は穏やかな表情だった。

「いつまで同じ所に立ち止まっているの。あなたは家族と生きていくんだから、働かなきゃだめでしょ。現実を見なさい。それからあなたは『ごめんね』とよく言うけど、やめなさい。私は被害者じゃないのよ」

母の淡々とした物言いは、親に徹しきれない我が子を静かに諭していた。

「妻と娘のために腎臓を守って、生きる」。覚悟がやっと定まった。

「お母さんの腎臓、大事にするよ。大切に生きる。ありがとう」

そう言うと、母は「それでいいのよ。感謝はいくらしてもいいから」と笑った。引け目を感じていたが、「臓器をもらえるありがたさ」に、ようやく向き合えた。

「倉岡さん、よく頑張りましたね。もう大丈夫」

最後の検査結果も届き、佐々木医師、丸井祐二医師、寺下真帆医師が次々と私のベッドを訪ねてくれた。何ともいえない安堵《あんど》感に包まれた。

この日も一睡もできなかった。が、以前と違って心は高ぶっていた。真っ暗な病室の天井を見つめながら、名古屋の病院に入院してからの2年間を思った。心身共に追い詰められていった日々。迷惑をかけた人、励ましてくれた人の顔。妻と娘、そして母の顔。

明日、楽になれる――。

迎えた移植手術当日
母に続き手術室へ

8月8日、手術当日。午前6時過ぎ、経口補水液を飲み干してふたを閉めると、ベッドのカーテンが開いた。母だった。私より1時間早い午前8時に手術が始まる。

「先に行ってくるね。私もあなたもきっとすぐ終わるから。怖くもなんともないわ」。笑顔がどこかぎこちなく、言葉に威勢もない。いつもとは別人だ。

「ありがとう。お母さんのお陰で生きていけるよ」

真っすぐ目を見て言うと、母は手を振って去っていった。明らかに無理をしている。

およそ1時間後、手術中に静脈に血栓ができるのを防ぐためのストッキングをはき、術後に必要な腹帯などを袋に入れていると、妻と娘がやって来た。

「さっきお母さんにお礼を言ってきた。怖いけど我慢するって」

やはり私には強がっていたのだ。心が波立ち、大きく揺れる。

午前8時半。妻と娘と雑談していると、看護師さんがベッドに来た。「倉岡さん、行きましょう」

手術室には、看護師さんを先頭に妻と娘と歩いて向かった。エレベーターを降りると、目の前に「中央手術室」と書かれた大きな自動ドアがあった。「奥様たちは、ここまでです」。看護師さんがそう言うと、妻と娘は「頑張ってね」と私の背中をたたいた。

眼鏡を外して2人に預け、「行ってきます」と手を振った。複数ある手術室を見回していると、「一番奥が倉岡さんの手術室です。その隣でお母さんが手術を受けていらっしゃいますよ」と看護師さんが教えてくれた。歩きながら母の手術室の小窓の奥を見やったが、0・01の視力では何も見えない。胸が締め付けられ、「お母さん……、ありがとう」と頭を下げた。

手術台に横たわると背中がヒヤッとした。医療器具とつながれると、やはり鼓動が速くなる。執刀する佐々木医師らが入ってきた。

「倉岡さーん、緊張しなくて大丈夫。麻酔が効くから一瞬ですよ。気づいたら病室」。手術衣をまとっていて物々しい雰囲気だが、口調はいつも通り軽妙だ。こわばった体がわずかに和らぐ。

膝を抱え込み、背中から硬膜外麻酔のチューブを入れられた。激痛が走る。あおむけになり、顔に酸素マスクが当てられた。佐々木医師と看護師さんらが顔をのぞき込む。

「倉岡さーん」

そう呼びかけられたような気がした……。

手術は成功、順調に回復
母への感謝と生きる喜びかみしめ

目を開けると、ぼんやり白い天井と私をのぞき込む顔が見えた。

「起きました！」と妻の声。さらに「うまくいきましたよ！　お母さんの腎臓をつないだら、すぐにおしっこが出ました。大量に！」。執刀医の佐々木秀郎医師の声が続く。

そうだ。私は腎臓の移植手術を受けていたのだ。

手術台の上で途切れていた時間と記憶が、はっきりとつながると、途端に手術を受けた下腹部に激痛を覚え、頭がぐるんぐるんと回るような感覚に襲われた。

２０１９年８月８日。私は聖マリアンナ医

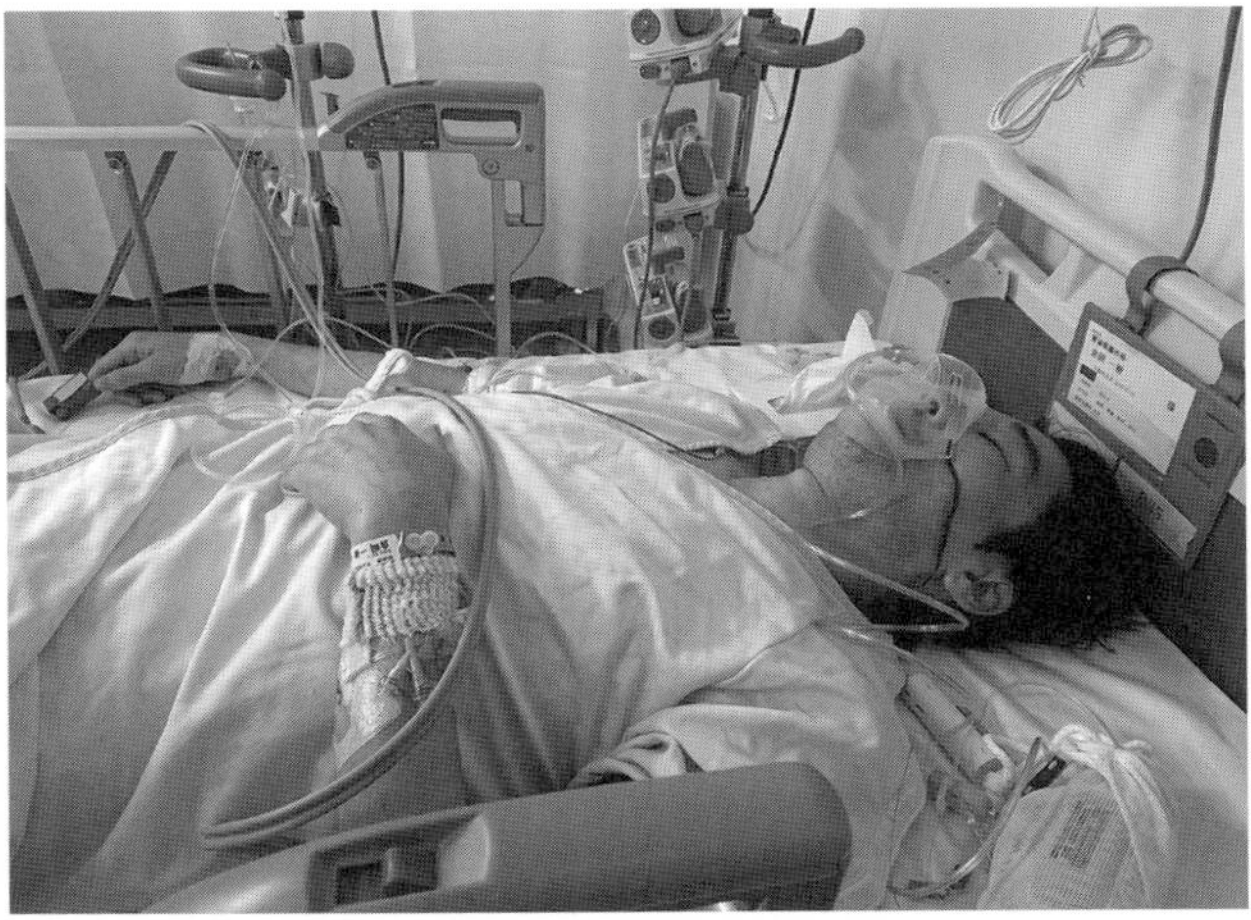

手術後、リカバリールームに戻ってきた筆者＝川崎市宮前区の聖マリアンナ医科大学病院で＝2019年8月8日、家族撮影

科大学病院腎臓病センターにある「リカバリールーム」にいた。午後4時前。手術が始まったのは午前9時だから約7時間がたっていた。

「お母さんは?」

「お昼過ぎに帰ってきた。うまくいったって! 横にいるよ!」と妻。

カーテンで区切られて見えないが、隣のベッドに母はいた。「うーん、痛い」とうめき声が聞こえる。「お母さん、ありがとう」と声をかけると、再び私の意識が途切れた。

朝を迎えても、痛みと吐き気は変わらない。「手術翌日から歩ける人もいる」と聞いていたが、到底無理だ。ようやく許されて飲んだ水も、すべて戻した。それでも意地でスマートフォンを操り、お世話になった人たちにメールを打った。

――手術、成功しました。

ただ、体調は手術前よりもつらく感じられる。看護師さんも心配していた。一方の母も痛みが続いているようだった。

その翌朝。徐々につらさが和らぎ始めた。「倉岡さーん」。笑顔の佐々木医師が差し出した検査結果に驚いた。手術前は6%だったeGFRが17%に回復していた。

「お母さんの腎臓、かなりパワフルですよ! おしっこが1日5リットル出ています」

体が楽になると、状況が見え始めた。母が歩いて一般病棟に向かう姿が見えた。「元気?

お母さんは痛い」。去り際に母は笑顔でそう言った。私は、泣いた。

「お母さんも順調ですよ」と、母の執刀医の丸井祐二医師。心底ほっとした。

食欲も湧いてきた。昼食に出たきつねうどん。油揚げにかぶりつくと、甘く煮含めた汁がジュッとほとばしり、「ああ、うまい」。これで体が目覚めたのか、気分の悪さが引いていった。

午後、NHK札幌放送局から東京の社会部に異動してきたばかりの弟、洋平が見舞いに来た。横になりながらだったが、妻と娘を交えて2時間程度話すことができた。弟は数カ月前、「俺の腎臓を」と言ってくれた。十数年前、大学生だった彼が帰省した私に「お兄ちゃん、記者の仕事ってどうなのかな」と尋ねた日の姿が今と重なった。180センチを超えるその巨体がにじんで見えた。

翌朝、目を覚ますと気分の悪さはすっかり消えていた。8月11日、手術から3日後だった。「こういう時は勢いだ!」。立ち上がり、体重を量りに行くと、看護師さんが「倉岡さんが立ってる!」と目を丸くした。体が軽い。気分がいい。こんなこと、何年ぶりだろう。「もう大丈夫でしょう。倉岡さん、もっとよくなりますよ」。笑顔の佐々木医師に見送られ、私もリカバリールームから手術前と同じ6人部屋に戻った。eGFRは52%まで回復していた。母のベッドを訪ねると、もう座っていた。

「お母さん、ありがとう。以前の自分に戻ったみたい」

そう伝えると、母は笑みを浮かべた。

「でしょ。お母さんの腎臓すごいから。きちんと生きなさいよ」

母も日に日に元気になり、8月13日に退院した。入院からわずか1週間。執刀医の丸井医師は「本当はあと1~2日ゆっくりしてほしいのですが」と言うが、母が「もう大丈夫」と押し切ったようだ。「任務完了!」。そう言い残して風のように去って行った。

その後も順調だった。術後1週間で体の管は全て外れた。尿は1日5リットルずつ出続けた。体の中にたまりにたまった毒素が尿に乗って流れていくようで、体調も加速度がつくようによくなった。eGFRは62%に達し、血清クレアチニン値も1・06になった。

佐々木医師は「ほぼ正常値です。透析を経ない移植はスムーズにいくものですが、それにしても何もかもすこぶる順調です。しかしお母さんの腎臓、すごいですね。感謝ですよ」。

私にとってこれ以上の言葉はなかった。

見舞いに来てくれた先輩や友人たちも皆、驚いていた。入社当時からお世話になっている先輩、山本修司さんの一言が、忘れられない。

「倉岡がここまで元気になっているとは思わなかった。それにしてもお母さんだよ。お見舞いしようと思ったらいないんだもの。びっくりだよ」

母への感謝と生きる喜び、そして移植医療の進歩……。全身で存分にかみしめていた。

だが、その後の道のりは平たんではなかった。移植直前に突如制御が利かなくなった血糖値（正常値は食後で70～１４０ｍｇ／ｄｌ）が全く下がらない。８月18日には５２８ｍｇ／ｄｌまで上がり、気分はまた落ち込んだ。血圧も安定しない。

何より腎機能の数値が緩やかに悪化していた。

１カ月暮らした病院を後に「新たな人生」の出だしでつまずく

深夜の聖マリアンナ医科大学病院腎臓病センター。消灯後の病棟は、無音ではない。ナースコール、医療機器の音、声にならないうめき声……。時には「助けてー」の声も。体はすっかり楽になったが、目がさえ、長い夜を過ごしていた。そこで知ったのは、夜勤でも休む間もない看護師さんたちの献身だった。

「眠れないですよね」

ライトを頼りに見回りに来る看護師さんは、寝付けずぼんやり天井を見つめる私を気にかけてくれた。私は何人かの看護師さんに尋ねた。「きつくないですか？」。答えは皆同じだった。

「皆さん、病気と闘っていますから、私たちが支えます。退院される患者さんの笑顔を見れば、疲れなんか吹き飛びますよ」

思いやりと気高い職業倫理に、頭が下がった。

2019年8月8日の手術から半月が過ぎた24日、私は初めて1泊の帰宅を許された。7月31日の入院から数えると、約1カ月ぶりの我が家。食卓を家族3人で囲んだ喜びは今も忘れない。妻が腕をふるってくれたのは、好物のチキンライス（ただし減塩、低たんぱくと夏野菜の煮込み。スプーンを運ぶとほおが緩んだ。布団も心地良く、横たわるなり眠りにつき、目を開けると10時間が過ぎていた。ぐっすり眠れたという感覚は3年ぶりだった。

一時帰宅を終えて病院へ戻った2日後、検査結果を伝える若い医師が笑顔で告げた。

「29日に退院していいですよ」。あまりに唐突で、声も出なかった。一時は500mg／dlを超えることもあった血糖値が比較的安定し、腎機能の数値も若干落ち着いたとの判断だった。

退院当日、1カ月お世話になった医師や看護師さんにお礼に回った。母の執刀医で、私のことも気にかけてくれていた丸井祐二医師がこんな言葉をくれた。

「倉岡さん、これからはお母さんからいただいた腎臓と共に人生を豊かにする時です。無理はせず、抑制しすぎず、マイペースを探ってください」

1カ月暮らした病棟を後にして退院窓口へ。会計システムの端末が示した領収証に驚いた。

5万7740円——。

うち3万4500円が食事代、3240円が申請書代だから、医療費はやはり、2万円だった。医療費の点数は約29万6000点だから、およそ296万円かかった計算だ。自立支援医療制度のありがたさを身に染みて感じた。


晴れて迎えた新生活は出だしで早速つまずいた。

退院5日後の朝。移植手術を受けた下腹部を触ると、しこりのように硬く感じられた。これは医師に教えられた急性拒絶反応のサインの一つ。「たった1カ月で、移植腎がだめになるのか。母になんと言おうか……」

慌てて聖マリアンナ医科大学病院へ。しかし、触診した医師は破顔一笑、「これは筋肉です。手術後についたんですよ。検査結果も問題なし。安心を持ち帰ってください」。脱力すると共に、猛烈に恥ずかしくなった。

「二度と失態はしない」と誓ったその2日後、またやらかした。今度は、免疫抑制剤を飲み忘れた。朝7時半の分を飲んだつもりになっていたが、5時間後に「どうもおかしい」と思い立って残薬を数えたところ、飲んでいないことが分かった。病院に電話すると、看護師さんが冷静な声で教えてくれた。

「定時から6時間以内ならすぐに飲んでください。超えていたら飲まずに見送ってください。1回くらいの飲み忘れで拒絶反応は起こりませんから」

電話を切るなり、すぐに飲んだ。猛省し、プラスチックケースを買って専用の薬入れを作った。免疫抑制剤は前日にこのケースに入れ、飲み殻も捨てずに入れている。

生活を軌道に乗せようと試行錯誤も始めていた。

食事は「1日当たり塩分6グラム、たんぱく質70〜80グラム」を目安にした。主菜は鶏の胸肉をゆでたものか厚揚げの煮物。副菜はキャベツの千切りや夏野菜のトマト煮が中心で、白飯は1食160グラム。質、量共に手術前とさほど変わらず、苦はなかった。

ただ、つらかったのは水分量だ。執刀医の佐々木秀郎医師によれば、「脱水症状は移植腎の大敵」で、1日2リットル以上飲むように言われた。これはドナーの母も同じで、時折電話をかけては「水の中毒になりそう」と互いにため息をついた。

できる限りの節制を続けたが、eGFRが再び悪化に転じた。9月半ばには34%(血清クレアチニン値は1・84)と、手術直後の半分程度になっていた。

「本当に退院してよかったんだろうか?」。生来のネガティブ思考は、全ての喜びも裏返しにしてしまう。「移植経験者に話を聞きたい」と思ったが、聖マリアンナ医科大学病院の患者会は特に活動しておらず（その後解散）、孤立感が募った。「退院後、早ければ1カ月で仕事に復帰する人もいる」。そう聞いてはいたが、先は見通せない。漠とした不安が募り、心ここにあらずの日々が続いていた。

退院後、改善しない数値
復職に焦り、「仕事優先」省みる

手術から1カ月余りたった2019年9月半ば、障害者手帳の3級から1級への変更が認められ、住んでいる川崎市内の区役所で手続きを済ませた。移植前と比べると足取りははるかに軽く、体調の回復を実感する。新しい手帳には「身体障害者等級表による級別1級」と刻まれていた。1、2級は「重度障害者」に該当し、意味合いが全く違った。

特にありがたかったのが、川崎市の「重度障害者医療費助成制度」。保険医療費の自己負担分全てを助成してくれるため、医療費がかからなくなった。経済的に追い詰められていた私にとって救世主だった。これまでに使った病院代や薬代は7桁をとうに超えた。家

計は火の車で、一時は弟への無心を考えるほどだった。医療費はまさに死活問題で、市の手厚い助成から担当者に手を合わせたい思いだった。体調も随分よくなり、医療費にもめどが立った。目下の課題は、緩やかに低下する腎機能に絞られた。

答えの出る日が来た。腎移植から2カ月後の10月初め。腎臓の組織片を取り出し、拒絶反応の有無や免疫抑制剤の毒性が出ていないかどうかなどを調べる「腎生検《じんせいけん》」だ。

検査は、腎臓まで太い針を刺す。痛みを想像し、逃げ出したい気持ちを抑えつけて聖マリアンナ医科大学病院に入院した。ベッドごと処置室に運ばれ、白い天井を見つめていると、マスクをして手術衣をまとった笑顔の医師が目に入った。

「倉岡さん、お久しぶりです」

聞き覚えのある声は、母の執刀医、丸井祐二医師だった。手際よく検査の準備をしながら、私の移植手術直後に渡英した際の土産話を聞かせてくれた。丸井医師は8月に英国で開かれた「世界移植者スポーツ大会」に日本代表チームのドクター兼マネジャーとして参加した。多忙な仕事の合間を縫って、世界移植者スポーツ大会連盟の理事も務める熱血漢だ。その丸井医師に渡英前、「帰国後に話を聞かせて」と頼んでいたのだった。

「腎移植をした若松力《ちから》さんが水泳で今大会も複数の金メダルを獲得してくれたんです。有言実行、素晴らしい。倉岡さんもいずれスポーツできます。さあ、いきますね」

言葉が終わらないうちに麻酔の注射針が下腹部から移植した腎臓に向かって一気に入った。これは痛かった。ただ、すぐに麻酔が効き始め、次に腎生検用の太い針が入ってきても、妙な圧迫感だけで痛みはなかった。時間にしてわずか30分。腎臓の組織片を切り取る「パチンパチン」という音が響くだけで「こんなものか」と拍子抜けした。

私は、恐る恐る尋ねた。「仕事復帰はまだ無理でしょうか?」。すると、丸井医師は切り出した。「復職のタイミングですよね。この腎生検の結果が10月末に出るので、それを見て決めましょう。問題がなければ11月でいいと思います。僕が診ましょう」

五里霧中だった復職が、突如現実味を帯びた。しかも、信頼する医師に診てもらえる。心から安堵した。

止血の後はベッドで2時間〝絶対安静〟。手持ち無沙汰でテレビのリモコンのスイッチを押し、記者になってからの習慣でNHKに合わせると、思わず起きそうになった。

八つ下の弟、洋平が大型事件の特別ニュースで解説する姿が目に飛び込んできた。落ち着いた表情でアナウンサーとやりとりし、事件の背景を淡々と解きほぐす弟の姿に、嫉妬のような感情が芽生えた。洋平は仕事をしている。丹念に取材し、その成果をテレビで伝えている。それに引き換え、自分はベッドに横たわったまま……。焦燥感があふれ、情けなさと共に押し寄せてきた。火が付いた仕事への思いは退院後も膨らみ、私の心を焦がしていった。

自分を見失いそうな時、先輩たちのメッセージが救ってくれた。

「倉岡、今焦ると人生を棒に振るぞ。今は気合を入れるな」

「健康より原稿では、だめだ。何より体を優先するんだぞ」

「仕事は全てに優先する」。かつての価値観に戻りかけていた自らを省みる。もう体は元には戻らない。改めて現実と向き合う。

「新たな記者像を確立しましょう」。丸井医師のその言葉が脳裏をよぎる。

逡巡の秋。間もなくやってくる復帰の時を見据えて養生に専念することを、ようやく受け入れられた。

経験し知る、移植の現状
前を向いて進むことが恩返し

2019年10月17日。私は復職の手続きをするため、2カ月半ぶりに東京・竹橋の職場を訪れた。丸井祐二医師からのゴーサインは、まだ出ていないのに。

「お前、本当に元気になったな」

「別人みたい」

お世話になった先輩や同僚にあいさつして回ると笑顔で迎えられた。

さあ、どこへ行って何を取材しよう――。養生することを決めたばかりなのに、会社に着くなり、抑えつけていた仕事への思いがあふれ出た。上司や産業医には「当分は制限勤務。まずは内勤のデスクワークから」と諭されたが、内心「すぐにでも取材に飛び回れそうだ」と夢想していた。

しかし、現実は厳しかった。帰りの電車で体調を崩し、その後、38度台の熱が続いた。10月26日には聖マリアンナ医科大学病院に駆け込み、「炎症反応が見られる」と抗生剤を処方された。

現実と向き合って落ち込み、心身共にすぐれないまま迎えた10月29日。およそ1カ月前に受けた腎生検の結果を知るため病院に向かった。

察してはいたが、検査結果に打ちのめされた。

eGFRは30％と手術直後の半分以下になり、正常値は1以下とされる血清クレアチニン値は2・01まで上がっていた。慢性腎不全発覚時とほぼ同じ。結果を手に固まる私に、丸井医師が穏やかに語りかけた。

「倉岡さん。復帰はもう少し後にしましょう。対処が必要です」

冷や汗が背中を伝う。対処？　一体、何をするんだろう。

「免疫抑制剤の血中濃度が高いですね。倉岡さんとお母さんは体格があまりにも違うので、腎臓のサイズも一致していません。ですので、免疫抑制剤が効きすぎているようです」

私は身長179センチ。片や母は148センチ。免疫抑制剤の投与量は私の体重を基に算出されるので、腎臓の大きさとの間にアンバランスが生じているようだった。丸井医師は、こう提案した。

「倉岡さんを、今後私が一貫して診るというのはいかがでしょうか。微妙な変化も察知できますから」

二つ返事でお願いした。病院を出る時は、退院後一人で抱えていた心配に丸井医師も一緒に向き合ってくれた安堵感で満たされていた。

11月12日、診察室に招かれ、受け取った検査結果に目を落とした。eGFRは26%、血清クレアチニン値は2・30……。

拒絶反応ではないのか。母がくれた腎臓はもうだめになるのか――。混乱し、うろたえ、目の焦点が定まらない。だが丸井医師は穏やかな笑みをたたえていた。

「クレアチニン値がまた上がりましたね。でも大丈夫です。尿と血液を精査しましたが、免疫抑制剤の血中濃度の上昇以外に問題のある数値はほぼありません。免疫抑制剤を調整すれば、クレアチニン値は下がります。復職してもいいですよ。診断書を書きますね」

復職して……いいの？

予想だにしない話に戸惑った。しかし徐々に事態をのみこめてくると、長いトンネルの向こうに一筋の光が見えたような気がした。

「無理だけはしないでくださいね。何かあったらすぐに連絡を。ためらってはだめですよ」

丸井医師の声に背を押され、書いてもらった診断書を手に病院を出た。

「ようやく、一歩踏み出せる」

目の手術、排尿障害……忍び寄る糖尿病合併症
体中に満ちる気力と生きがい

生体腎移植手術から2023年8月8日で4年がたった。

心配された拒絶反応も起きておらず、母がくれた腎臓は今もなお順調に機能してくれている。主治医になってくれた丸井祐二医師のおかげで、eGFRが40～50％前後、血清クレアチニン値は1・2～1・5前後まで改善し、安定した。尿も1日当たり2～3リットルと量も多い。食事は変わらず自炊を続けている。原疾患である糖尿病を気遣って糖質が少

ないキャベツの千切りを〝主食〟として、1日1玉近くを消費する日々を続けているが、丸井医師の指導と、取材で出会った山田悟医師（北里大学北里研究所病院糖尿病センター長、糖尿病専門医）が発案・提唱する「ロカボ」（緩やかな糖質制限）のお陰で食べられるものの幅が大きく広がった。とはいえ、「節制を緩めると腎臓が一気に悪くなる」との恐怖が常につきまとう。

ここまでなだらかな道ではなかった。体調が幾度も急変した。塩分を抑えすぎ、「ナトリウムの数値が低すぎます。逆に腎臓に負担をかけますから、もう少し塩分をとりましょう。カレーやラーメンはお好きですか」と丸井医師に諭されたことも少なくない。糖尿病による神経障害の影響で腸の状態が悪く、下痢と便秘を交互に繰り返している。

2020年7月には糖尿病網膜症が悪化し、左目の硝子体に出血を起こして手術を受けた。同時に白内障手術も受け、濁った水晶体を除いて眼内レンズを入れたので、いわゆる「ガチャ目」になった。右目はいまだ〝自前〟の目なので、視力も見え方も異なってバランスが悪く、階段の段差が分からずつまずくことも日常茶飯事だ。色も分からないことがある。右目だけ黄色く濁って見えるため、まだらに見えているのだ。

2022年8月には新型コロナウイルスに感染した。丸井医師の素早い処置のお陰で2週間程度の療養を経て回復し、大事に至らず済んだ。しかし、同じタイミングで運悪く排尿障害も起き、一時は尿管にカテーテルを挿入して強制的に出さざるを得なくなった。その後、投薬治療で症状は徐々に改善。40代半ばになって「自分でおしっこできる！」とはしゃぐ日が来るとは思わなかった。

排尿障害も糖尿病の合併症である神経障害が原因とみられ、膀胱の収縮に問題が起きたようだ。投薬治療は半永久的に続く。その糖尿病自体は、毎日のインスリン注射など薬剤治療が続くものの、HbA1c（ヘモグロビンエーワンシー、過去1～2カ月の血糖値を反映する指標）は5・3～5・8前後（正常値は6・5以内）と穏やかだ。糖尿病網膜症も手術後は悪化していない。とはいえ処方される薬は増え、免疫抑制剤やステロイドから、甲状腺ホルモン剤に至るまで計20種類を超える。

母からもらった腎臓を守っていくことは容易でないと実感する日々。傷んだ体に今後何が起きるか、予想もつかない。それでも、手術前とは心身の状態が全く違う。さまざまな葛藤や紆余《うよ》曲折があったものの、記者として働く生きがいも取り戻すことができた。

全ては腎臓をくれた母のお陰だ。臓器移植のありがたみを体いっぱいに感じている。

母を襲ったアクシデント
臓器移植で救われたからこそ抱いた使命感

その母は今でこそ元気だが、一度だけ天を仰ぐ出来事があった。

移植手術から1年がたった2020年夏、母の大腸に複数のポリープが見つかり、内視鏡手術を受けた。

「がんなのではないか。私への腎臓移植で体に異変が生じたのではないだろうか……」。手術を受けるまでの日々は母を案じ、自分を責め、生きた心地がしなかった。

10月、手術は無事成功した。膝から崩れ落ちそうになるほど安堵すると、母はあっけらかんと言った。

「お医者さんが『がんの一歩手前』って言ってた。危なかったわ。やっぱり私は強運の持ち主だから大丈夫なのよ。こんな私の腎臓をもらえて一樹は幸運ね。あなたが死ぬまで機能し続けるから、安心していなさい」

やはり、そうだったか。私に腎臓を移植したばかりに——。背筋が凍り付き、母への申し訳なさで胸が締め付けられたのと同時に、「事なきを得てよかった。首の皮一枚つながった」との安堵感も入り交じった複雑な心境になった。勢いづく母が続ける。

「ポリープは移植の後に受けたドナーの健診で見つかったのよ。移植していなかったら手遅れになっていたから死んでいたわ。あなたに腎臓をあげてよかった。一樹のお陰ね」

移植後も母から腎臓を取り上げた罪悪感に苦しむ私にとって、この言葉は大きな救いとなった。「わずかだが役に立てたのかもしれない」。母の優しさに、涙腺が緩んだ。

その後、母は「通常運転」に戻った。聖マリアンナ医科大学病院での半年から1年に1回のドナー健診で「数値がとてもよいですよ」と太鼓判をもらい、実家の小さな庭での〝畑仕事〟に精を出している。時折、母の様子を見に行くと、収穫した野菜や果物、花をくれる。特に私が好きなレモンは風味が抜群によく、酢の替わりにキャベツにしぼるとその甘みが引き立つ。気の向くままに話すのも相変わらずで、私が母の話から耳をそらすと「手術で性格までは治せなかったわね」とまくし立てる。移植前と何も変わらず、ほっとする。

ドナーになってくれた母が元気でいてくれることほどありがたいことはない。私は一秒でも長く母の腎臓を守らねばならないと誓う。そして母には末永く元気で、笑顔でいてほしいと願う。

一方で、遅々として進まない日本の臓器移植の現状を、身をもって知った。

臓器移植を受けたいと願い、日本臓器移植ネットワークに登録して待機している人は約

1万6000人に上る。しかし、亡くなった方からの臓器提供数は例年100〜150例程度にとどまり、国内の脳死患者からの臓器提供は、2023年10月に1000例を超えたばかりだ。それを可能とした臓器移植法の施行から実に26年かかった。平均待機年数は心臓で5年、腎臓は14年をそれぞれ超え、待機中に亡くなる患者も少なくない。

それゆえ、近しい人から臓器の提供を受ける生体移植が増え、合計で年間2000例を超える（2021年）。人口100万人当たりの脳死などによる提供者数は0・88人で、世界最低水準にある。スペインは46・03人、米国は44・50人、韓国7・88人に上り、日本は海外と比べると遠く及ばない（2022年調査）。あまりにも大きな差に疑問を覚え、「記者としてできることがあるのではないか」と臓器移植取材をライフワークに据えて、試行錯誤を重ねている。

とりわけ力を入れているのは、臓器移植に関わるさまざまな立場の方から経験を伺い、文章に紡いで社会に伝えることだ。事故で亡くなった女性の臓器提供を決断されたご家族、亡くなった方から心臓移植を受け、その心臓と〝二人三脚〟で人生を送る方、私と同じように生体腎移植を受けた腎臓内科医、国内の臓器提供数の少なさから海外渡航に望みを託した女の子のご家族、心臓移植がかなわず命を落とした男の子のご家族、臓器移植と関わりが深い移植医や救急医、脳外科医……。話に耳を傾けるたび、臓器移植が置かれた立場の厳しさを再認識する。

「臓器を提供したい」との思い、かなわぬ場合も求められる、善意を生かす制度

臓器提供は人の死が前提だ。「臓器を提供したい」との意思には亡くなった人、あるいはご家族の「病気で苦しんでいる誰かに、生きてほしい」との願いが込められている。そんな「究極の優しさ」も、必ずかなえられるわけではない。

日本では、臓器提供体制の不備が深刻な問題として横たわるからだ。臓器提供が可能な医療施設は約900にとどまり、そのうち提供体制が整っている施設は約430にすぎない。それ以外の病院に運ばれて脳死状態となった場合、臓器提供を望んでもかなわないのだ。

そのような状態を打破する対策も進んでいる。臓器提供の経験が豊かな拠点施設が経験の少ない施設を支援する地域連携が一部で行われているのだ。

また、厚生労働省は2023年、患者と家族が体制の整っていない施設で臓器の提供を望んだ場合、別の施設へ転院搬送する仕組みを一部地域で試験的に導入した。同省はこれ

まで、搬送は患者への負担が大きいため「控えるべき」との見解を示してきたが、ようやく重い腰を上げた格好だ。

また、脳死が強く疑われ、臓器提供の可能性がある患者の情報を、医療機関が拠点施設や日本臓器移植ネットワークと共有する体制作りにも前向きである。潜在的なドナー候補数を把握して国や日本臓器移植ネットワークが支援に動くことで、臓器提供の促進を目指す試みだ。いずれも軌道に乗り、早期に制度化されることを望む。

そして、臓器提供の意思を医療機関が掬《すく》いきれていないことも問題だ。脳死や心停止での臓器提供意思を確認することが必須ではなく、入院する病院や医師の裁量に任されているのだ。病院と医師にかかる負担があまりにも大きく、意思を確認しない例も少なくない。

臓器提供の意思表示をしている人の少なさも気にかかる。2021年の内閣府世論調査によると、提供したい人が約4割に上ったのにもかかわらず、実際に意思表示をしている人は1割程にとどまる。

これらは、臓器提供数が伸び悩む要因の一つとなっている。臓器移植を望む人と臓器提供を望む人、双方の思いを遂げられない日本の現状は理不尽に思える。

「日本だから（移植を受けられず）助からない」「日本だから臓器提供できなかった」――。そんな状況を変えるべく、原稿を一本でも多く書いて社会にボールを投げ続けるしかないと気力に満ちている。この体験記を書いたことも、その試みの一つだ。「自分の体験を記せば、同じ病で苦しんでいる人の役に立てるかもしれないし、臓器移植に思いをはせてくれる人が1人でも増えるかもしれない」と考えたのだった。

腎移植のレシピエントの先輩に出会う機会も増えた。特に世界移植者スポーツ大会の水泳競技で世界記録を次々塗り替えている若松力さんとの出会いは、私の人生にとって大きな意味を持った。ドナーであり、パーキンソン病と闘う若松さんの妻、恵子さんの生き方や言葉にも、心動かされた。紹介してくれたのは、多忙な仕事の合間を縫って移植者スポーツの普及に心を砕く丸井祐二医師だった。

「臓器移植で大切なのは手術後をどう生きるか。私は倉岡さんの人生が充実するよう、サポートします」と言ってくれ、私たち患者一人一人と家族のように向き合ってくれる。誘い入れてもらった、丸井医師を慕う患者の会「丸虎会《まるとらかい》」は、私の活力源になっている。

「健康な時とは体が違います。体力の回復にも時間がかかります。体と仕事のベストバランスを探って、新たな記者像を打ち立てましょう」

丸井医師の言葉は、そのまま私の人生の目標になった。

移植から4年後、母が語った真実
秘めていた思いに覚悟が決まる

私にとって腎移植は最良の選択肢だったと、今は思える。ただ、母の体にメスを入れ、生涯にわたる健康上のリスクを背負わせてしまった事実は消えない。しかも家族を混乱の渦に巻き込んだ。私は後悔と罪悪感を抱えながら、これからも生きていく。

生体腎移植は決して美談ではない。

退院後も謝罪を繰り返す私に、母がかけてくれた言葉を思い出す。

「一樹が記者の仕事を全うして、あなたたち一家が笑って暮らせたら、私はそれが一番うれしい。そのためにドナーになったんだから。あなたは（原稿を）たくさん書いて私に読ませて。元気に働いている姿を見ることが一番うれしいのよ！」

精いっぱい仕事をし、家族と前を向いて進む姿を見せる――。それが、私にできるただ一つの母への恩返しだと信じて生きていこう！

＊

母には、胸に秘していた思いがあった。

生体腎移植のドナーとなるべく聖マリアンナ医科大学病院を受診する際、ポータブルCDプレーヤーを必ず携え、イヤホンで米国のミュージカル映画『ラ・ラ・ランド』の主題歌を繰り返し聴いて鼻歌を奏でた。行きも帰りも、病院の待合でも。私たちと話している間以外は大抵そうだった。「なぜ同じ曲ばかり……」と戸惑いもしたが、当時の私は心身に余裕がなく、「よほど好きなのだな」と気にも留めずにやり過ごした。

その鼻歌のわけを知ったのは、移植手術から4年2カ月がたった2023年10月15日。私が実家で母を取材することとなり、「記者として」向き合った時だった。

母が不意に、語り始めた。

「『ラ・ラ・ランド』(の主題歌)を聴いていたのはね、自分を奮い立たせるためだったの。『頑張るぞ!』って。『怖くないぞ!』って」

やはり、そうだったのか……。

当時、母は「(生体腎移植を)怖くない」と言い張った。何度聞いても、強硬に。私も強がりと分かっていたが、やはり痛がりの母の胸は恐怖と不安で張り裂けそうだったのだ。あえて強い言葉で自身を追い込んで、でも逃げたくて、どうしようもなかったのだ。黙して語らない母の心中に、私は思いを致すことがなかった。

母は、私の慢性腎不全発覚当初、動揺し、大泣きしている妻から電話を受けたことも明かした。「大丈夫、って励ましたのよ。死ぬわけがないからって」

母は取材後、言った。「みんな頑張ったのよ。だから、一樹は一樹らしく生きなさいね」と。

私は記者としての意地でその場は堪えたが、その緊張が解けるとかつての自室に駆け込み、泣いてその言葉の意味をかみしめた。母の覚悟と妻の、そして家族の思いを。

母の子として、夫として、父として、そして生体腎移植のレシピエントとして、どのように立ち居振る舞うべきなのか——。

生き方がようやく定まった。

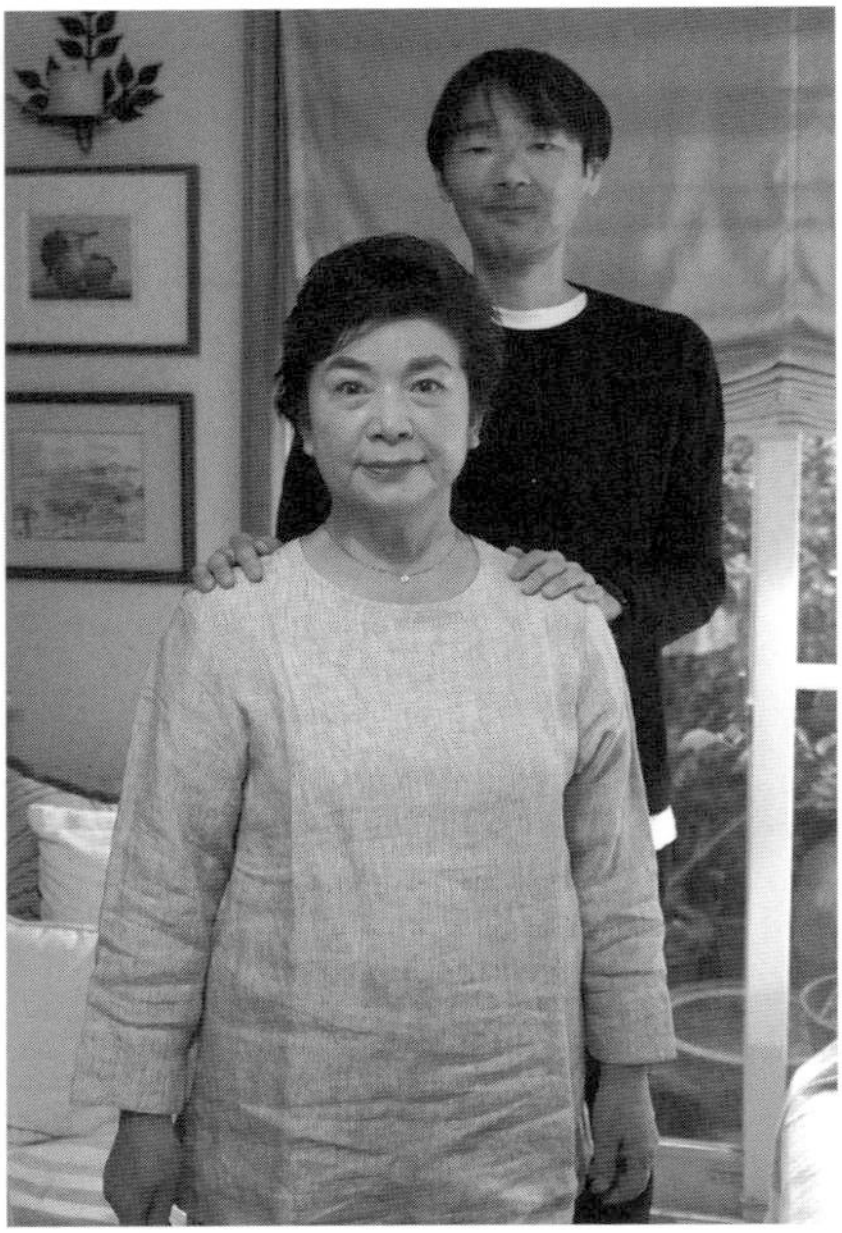

筆者と母（手前）、72歳。元気でいてくれることが何よりうれしい＝2023年10月15日、家族撮影

第3章

脳死心臓移植ルポ
――レシピエントとドナー家族の葛藤

生と死の狭間で揺れる心臓移植の現実

心臓移植は人の死があってのみ成立する。肝臓や肺、私が母からもらった腎臓などとは異なり、心臓は生体移植を望めないからだ。それゆえ、心臓移植を待つ人たちは皆、ギリギリの状態で耐えつつ、「脳死で亡くなる方がいなければ生きられない」との現実に直面し、もがき苦しむ。

そもそも臓器の提供は、亡くなった方とそのご家族の「誰かに生きてほしい」との善意があって初めて成り立つ。移植待機者はその善意を受けたいと願っているだけで、決して人の死を待ち望んでいるわけではない。しかし、厳しい現実を前に自己矛盾を抱えたような状態となって、「生」と「死」の狭間で激しく揺さぶられる。「私には心臓を移植してもらう資格があるのか」と苦悩し、葛藤を重ねて覚悟を固めていくのだ。

一方、臓器提供を最終的に決めるのは、亡くなった方のご家族である。本人に提供の意思があっても、ご家族が承諾しない限り臓器提供はできない。最愛の家族が非業の死を遂げた悲しみと混乱の中で、提供するか否かを決めなければならないのだ。それはつまり、事実上、家族の「最期＝死」を決めることでもあり、苦悶と重圧は想像を絶する。双方とも、命の重みを肌で感じている。

この章では、心臓移植を受けた2人と、亡くなったご家族の臓器提供を決めた2人のストーリーを紹介する。

臓器を提供する側と受ける側。立場は正反対だが、社会に伝えたい思いは等しく重なる。それは、心臓移植や臓器提供が決して人ごとではない、ということだ。

臓器移植を語る元高校教諭 森原大紀さん（34） 葛藤と決意、そして挑戦

心臓は、自分のものではない。数年前に「知ることのできない誰か」から移植され、「二つの心臓」の〝二人三脚〟で命をつないでいる。

神奈川県二宮町立二宮西中学校の体育館で2022年7月12日、広島市（当時）の元高

校教諭、森原大紀《だいき》さんが2年の生徒に語りかけた。

「みんなにとって好きなことって何かな？」。生徒に次々と発表させていき、会場の一体感が増したところで切り出した。「病気知らずだったのに突然心臓病だと言われ、人生が180度変わりました」

幼いころからレスリングに夢中だったこと、そして発病、待機期間を経て、心臓移植へ――。生徒たちは森原さんを見つめ、その言葉をかみしめる。講演は臓器移植をテーマにした「いのちの教育」の一環だった。「一人では生きていけないということを伝えたい。そのことを感じ取ってくれれば……」、マイクを握りながら森原さんはそう思い続けていた。

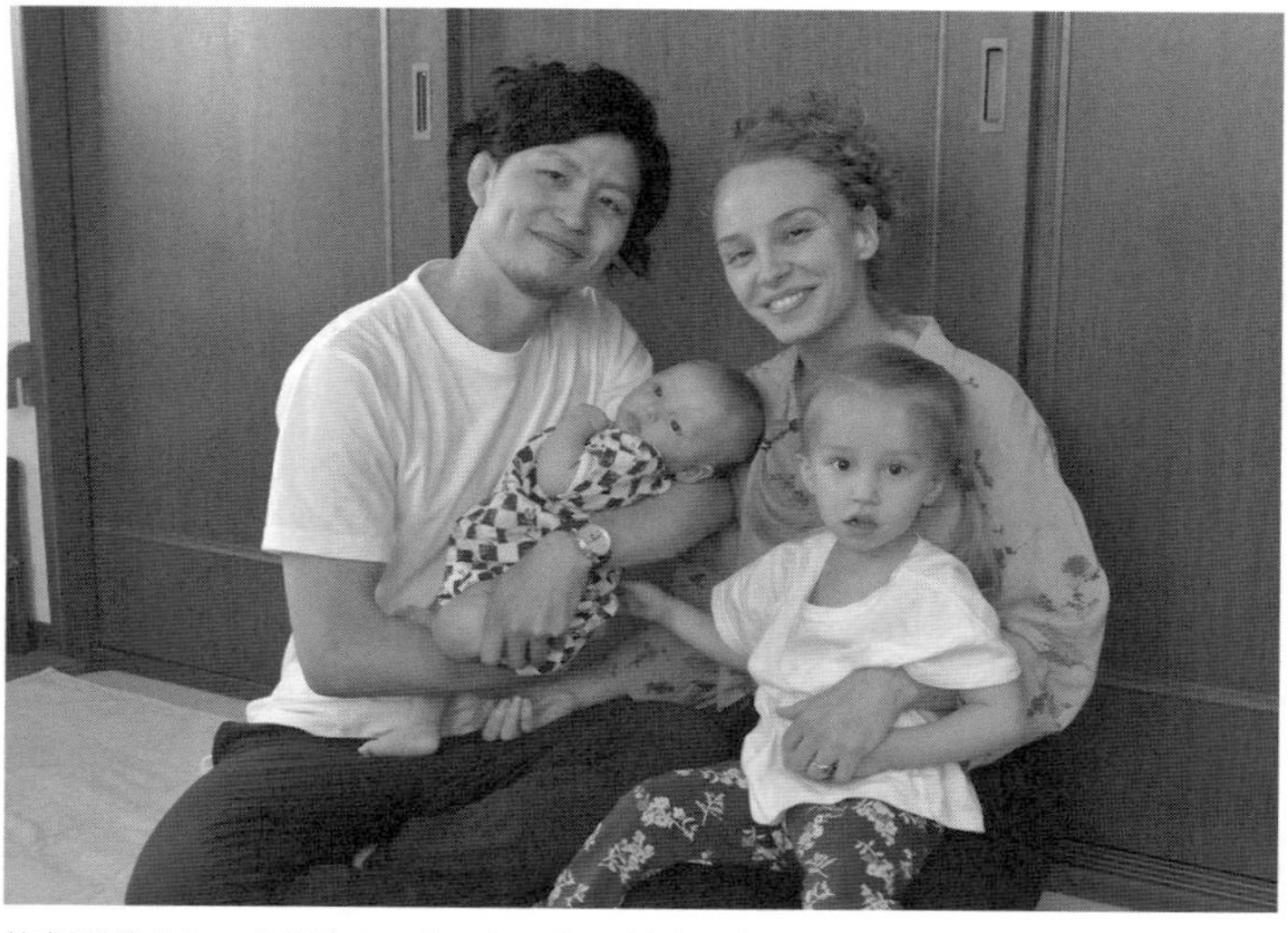

笑顔が絶えない森原さん一家。森原さん（左）と妻のリンジーさんは、ドナーの善意と家族の決断が幸福をもたらしたことを、いずれ子どもたちに伝えるつもりだ
＝2022年6月8日、筆者撮影

レスリングに熱を上げた青春時代
大学卒業後はカナダへ羽ばたく

広島市で生まれ育ち、子どものころから活発な「健康優良児」だった。レスリングは、小学5年生のころに友人の誘いで始めた。広島県の山あいにある県立三次《みよし》高校（三次市）に〝レスリング留学〟し、3年の時には高校総体66キロ級で8強入りした。進学した立命館大学でも西日本学生リーグ戦連覇などの実績を残した。

身長180センチと体格に恵まれた。「手足が長く柔軟性もあったので、レスリングに向いていたのかも」。競技中心の大学生活だったが、将来のため教員免許（社会・地理歴史・公民）も取得した。

大学卒業後は「一度は世界を見てみたい」とカナダに留学した。同級生の大半は就職したが、焦りや迷いはなかった。実家がホームステイのホストをしていたため、幼いころから多様な国の人と交流があり、世界への興味は尽きなかったのだ。目的地のカルガリーの空港に着くと、森原さんは到着口で思わずガッツポーズをしたと振り返る。心底やりたかったことに挑戦できる――。その喜びに打ち震えた。

語学学校で英語を学びながら、カルガリー大学でレスリングに取り組んだ。半年以上、英会話を満足にできなかったが、現地のレスリング仲間の気遣いもあり、軽口をたたけるまでに上達した。家族には「9カ月くらいで帰国し日本で教職につく」と約束をしていた。だが……。実は、日本を出発する時点から帰国する気はなく、カナダに永住するつもりだった。そのために拠点をバンクーバーへと移し、仕事を探した。しかし難航する。

「八方塞《ふさ》がりだな……」

そんな時、広島のレスリング関係者から声がかかった。「女子レスリング部を創部する私立高校が指導教員（専任講師）を探している。やってみないか？」。森原さんは「大きな仕事。チャレンジしたい」と海外永住の夢をいったん保留し、1年7カ月暮らしたカナダを後にした。

教員1年目はクラスの副担任を任された。女子レスリング部は監督としてゼロからのスタートで、部員も自分で探した。授業と部活動双方の指導は激務で手探りの日々だった。教職を意識するようになったのは、小学2年から中学卒業まで学んだ塾の先生の影響だ。生意気盛りでよく叱られ、それに反発もした。それでも、真正面から接してくれて「いつかこんな先生になりたい」と思った。だから大学時代に迷いなく教員免許を取った。

女子のレスリング指導は難しく、悩みも多かったが、若者を育てることにやりがいを見出した。のちに妻となる英国人のニューマン・リンジーさん（38）と共通の友人を介して出会ったのも、教員1年目の夏だった。

別の学校の教員だったリンジーさんは、同じ格闘技であるテコンドーに取り組んでいた。日常会話程度の日本語はできたが、二人は英語でやりとりした。

「いずれまた海外に出るつもりだったので、英語力を維持するのにもよかった」

そんな順風満帆な人生に暗雲が垂れ込めたのは教員2年目の冬だった。

予期せぬ心臓病発覚
襲った底知れぬ失意

体に異変が表れ始めた。

年明けにせき込むようになった。「風邪だろう」と高をくくり、病院にかかることなくやり過ごしていたが治まる気配がない。次第に息苦しくなり、クリニックを受診すると「ぜんそく」と診断され吸引治療が始まった。しかし改善しない。

2月下旬ごろからは動悸や息切れが加わり苦しさが増した。階段を上る途中で手すりを持って膝をつき、肩で息をするほどだった。

「運動不足だろうか」。そう考えてジョギングを始めたが、逆効果だった。立っていると息がしづらくなり、足がひどくむくむようになった。そして悲鳴を上げていた体はついに限界に達する。

高校が春休みに入っていたある日、自宅に近い実家のソファで横たわり、うとうとしていた。母のゆう子さん(65)が息子の異変を察知する。足がひどくむくみ、腫れ上がっていた。足湯をしてケアしたが、ひく気配はない。我が子の体を案じ、不安に駆られる。すると無呼吸状態が長いことにも気づき、危機感を膨らませた。

「起きて！　息が止まっているわよ！　すぐ病院に行こう！」

森原さんは渋々起き上がった。それまで、どんなにつらくても「ぜんそくはこんなに苦しいのか」と思うばかりで、病院を受診しようとは思わなかった。

「レスリングで鍛えた頑丈な体と健康への過信から、明らかな異変をも見過ごし体を追い詰めてしまったのです……」

急ぎ向かった夜間診療所でレントゲン撮影をした後、表情をこわばらせた医師が口を開いた。

「心臓が肥大し、生きているのが不思議なくらいです。こうしている場合ではありません」

県内の総合病院をすぐに受診するよう手配された。

「レスリングはまだできますか?」。そう問う森原さんを、医師は驚いたような目で見つめた。その日のうちに緊急入院が決まり、医師はゆう子さんに告げた。

「心臓移植が必要です」

体の不調の原因は「特発性拡張型心筋症」の発症だった。心臓の収縮力が低下して左心室が膨らみ、血液を送り出すポンプ機能が弱くなってうまく循環できなくなる難病だ。入院からおよそ2日後、その病名が森原さんに告げられた。

「みんな、出て行ってくれ!」

病室のベッドの上で、声が出なくなるほど泣いた。

「心臓移植って、一体何だよ……」

テレビや新聞で見聞きするだけだったことが突如自分の身に降りかかってきた。現実を受け入れられなかった。

絶望の淵に転落
家族と恋人の思いに救われ

情熱を持ち、常に挑戦してきた。高校教諭にやりがいを感じながらも「将来もう一度海外へ」と思い続けていた。熱意があれば何でもかなうと信じていた。

ガラガラガラ……と耳鳴りにも似た音が聞こえたような気がした。これまでに積み上げてきた人生が音を立てて崩れていく。「全てはドッキリ」。そう思い込もうとしていた。もしゲームのように「リセットボタン」があったなら、すぐにでも押したかった。

「人生、終わったな」

生きる気力がついえてしまいそうだった。

その後、病室で心室細動(筆者注:不整脈の一種。心室が不規則かつ小刻みに震え、血液を全身に送り出せなくなっている状態。発症後数分で亡くなることがある)が起きた。ゆう子さんは覚悟した。背筋が凍った。「もうダメかもしれない」

医師らが駆けつけ大事には至らなかったが、そこまで重篤だった。

仕事にレスリング、家族や恋人、友人との時間……。4月から3年のクラス担任が決まっていた。気力に満ち、「新たなチャレンジ」と心躍らせていた。

しかし、学期替わりだったことなどから退職せざるを得なかった。当たり前のように歩む道が、目の前から突如として消えてしまった。一日の大半をベッドか車椅子の上で過ごす生活に打ちひしがれた。家族の前では強がったが、夜になると病室で一人泣いた。

「僕が一体何をしたっていうんだ。ただ普通に生きたいだけなのに。こんな人生やり直したい……」

特に当時交際中だったリンジーさんには申し訳ない気持ちでいっぱいだった。リンジーさんに言った。

「(出身の)イギリスに帰った方がいい。僕の心臓移植に巻き込むわけにはいかない。新しいパートナーを見つけてほしい。あなたの人生を邪魔したくない」

リンジーさんが強い口調で答えた。「あなたに指図されるいわれはない。私の人生は私が決める。あなたのそばにいる」

リンジーさんは考えていた。「幸せな時をシェアすること以上に、苦しい時やつらい時こそ気持ちを共有することが大切」。迷いもなかった。「(森原さんの)本心は分かっていて、別れられるはずがありませんでした。愛情は増すばかりでした」

そのいちずな思いは、絶望の底にいた森原さんにとって一筋の光だった。

「ずっと彼女と一緒に生きていこう」

ゆう子さんも息子の脚をさすり続けながら「絶対守るから!」と鼓舞してくれた。

一時は病にくじけそうになっていた。「病と闘う」と思えるだけの心の余裕も失われていた。家族とリンジーさんの思いに触れて、気持ちが変わった。

「リンジーと家族を悲しませたくない。僕は一人じゃない。移植を目指そう」

主治医と握手し、素直に言えた。

「頑張ります」

移植待機中、自ら普及のために動き出す

心臓移植に向けた闘病生活が始まった。緊急入院から2カ月近くたった5月、主治医の勧めで西日本の病院に転院し、担当医にこう告げられた。「植え込み型の補助人工心臓（VAD）をつけないと命がもたない」。心臓が既に2割程度しか機能せず、肝臓や腎臓などにも影響が出ていた。

8月にVADの埋め込み手術を受け、術後に麻酔から覚めると、へその横からそのケーブルが延びていた。

「もう後戻りはできない」

生への執念が強まった。ただ、VADは24時間の介助が必要となり、リンジーさんとゆう子さん、そして父の清太さん（64）が講習と試験を受けて介助者になってくれた。

10月に退院、斜めがけするカバンのようなVADを携える生活が始まり、リハビリを終

えると広島へ戻った。

障害者手帳も手にし、「働くことは現実的には厳しい」と半ば諦めていた。しかし「教育の仕事に戻りたい」との思いが再燃し、広島市内の通信制高校の採用面接を受けた。体のリスクも含め、ありのままを話した。

「使いものにならないかもしれません。『1』にはなれないので、学校のプラスアルファになりたい」

面接官が答えた。

「何をプラスにできるのか、できることを一緒に考えていきましょう。まずはあなたの経験を生徒や教員に伝えてほしいのです。私たちはあなたが必要です」

面接中に涙がほおを伝った。心臓病が発覚して以降「社会に必要とされていない」と思い込んで心は沈みっぱなしだった。「そんな自分を必要としてくれている学校がある」。ただうれしかった。採用通知を手にすると気力を取り戻し、持ち前のチャレンジ精神に火が付いた。「やらなきゃ！」と前向きになれた。

手術から8カ月後の翌年4月に教壇へ戻ることができた。体調が安定すると一つの考えが浮かんだ。

「この運命を背負った自分が、社会のために何をできるのか」

自身の病や闘病中に知った家族の大切さ、命の重さを伝えるためブログを始め、高校で講演もした。評判を聞きつけた近隣の高校などからも声がかかり、講演を重ねるうちに共感の輪が広がっていった。

そして、決意した。「臓器移植の啓発に取り組もう」。臓器移植に対する社会の無関心を肌で感じ、強い危機感も募らせていたのだ。その背景には国内移植医療の曲折がある。

日本の臓器移植はなぜ少ないのか

世界初の心臓移植は1967年で、日本初の事例はその翌年の1968年と早く、札幌医科大学の和田寿郎《じゅろう》教授（当時）が執刀した。ただ、ドナー（臓器提供者）とレシピエント（移植を受ける側）の選び方や脳死判定など一連の手続きに強い疑義があったため、刑事告発されている（不起訴処分）。この事例が社会へ臓器移植に対する強い不信感を植え付け、その後タブー視されることとなり、日本の臓器移植は長い間停滞した。

その見直しの動きが出てきたのは、画期的な免疫抑制剤が登場し、移植医療が急速な進歩を遂げた1980年代に入ってからだった。1985年に厚生省（現・厚生労働省）の研究班が「脳死の判定指針および判定基準」（竹内基準）を発表し、1990年には政府が「臨時脳死及び臓器移植調査会」を発足させた。そして、1992年に最終答申が出されて脳死移植容認へとかじを切ることになった。

とはいえ、脳死移植の議論は一筋縄ではいかない。

1994年に臓器移植法案が議員立法で提出されたが、脳死を「人の死」と定義するか否かを巡って意見が分かれた。生命観が問われるだけに紛糾し、国論を二分する事態へと発展した。

結局「脳死は臓器提供時に限って人の死」とする法案が1997年6月に成立するまでに3年を要した。法案採決の場では、衆参両院共に共産党以外の各党が党議拘束を外したことからも、移植医療というより個々人の考えを問う難題だったことがうかがえた。

こうした議論の曲折と社会の長年にわたる臓器移植への不信感は同法の内容に色濃く反映された。提供には本人の書面による**意思表示**と家族の同意が必須で、15歳未満の脳死下での臓器提供も認めないなど、世界でも例を見ないほど厳しいルールが課せられた。その結果、臓器提供数は低調のまま推移し、海外渡航頼みの側面は変わらなかった。

日本に限らず、臓器提供の不足は各国共通の課題でもある。

国際移植学会は2008年、自国での臓器移植の推進を求める「イスタンブール宣言」を出した。それを契機に日本でも法改正の機運が生まれ、2009年に「脳死は人の死」

と初めて位置付けた改正臓器移植法が成立する。その結果、15歳未満の小児を含めて、本人が生前に拒否をしていない限り、家族の承諾があれば脳死下での臓器の提供ができるようになった。

２０１０年に改正法が施行されると、臓器移植数は増えた。２００９年に6例だった心臓移植も翌２０１０年には23例へと増え、２０１９年には84例となった。コロナ禍のあおりを受けて２０２０年、２０２１年には50例台に落ち込んだものの、２０２２年には79例とやや持ち直し、２０２３年には１１５例と過去最多を記録した。

しかし、移植を待つ患者は約１万６０００人いて、うち心臓は約９００人。心臓の提供は毎年50～60例前後で、最近の待機期間は5年を超えているとみられ、移植がかなわずに命を落とす患者も少なくない。

遅れる臓器提供体制
負担もネックに

臓器提供体制も整っていない。大学病院や救命救急センターといった、臓器提供が可能な「5類型施設」は全国で８９５施設にとどまり、うち体制が整っているのは４３７施設

（そのうち18歳未満も含めて提供体制を整えている施設は284施設、いずれも2023年3月末現在）にすぎない。提供の意思を示してもかなわない例も少なからずある。

その背景には、臓器提供時の施設の負担感がある。臓器移植法の施行規則で、臓器提供までの手続きや手順が複雑で時間もかかることなど、提供施設や現場ががんじがらめとなっており、しかも人手や時間、場所の確保に膨大な労力を注《つ》ぎ込む必要もあるため、余裕がある大病院でも対応は困難を伴うのだ。

また、臓器提供の選択肢を患者家族に示すか否かについても、病院や医師に委ねられて

＊意思表示、15歳以上なら有効

提供意思の表示が有効な年齢は、臓器移植法に基づくガイドラインで民法の遺言可能年齢の15歳以上と定められている。「臓器提供しない」という意思表示は年齢問わず有効だ。

意思は、健康保険証、運転免許証、マイナンバーカード、臓器提供意思表示カード、日本臓器移植ネットワークのウェブサイト上――のいずれかで示せる。まずは提供するかしないかを選び、提供する場合は脳死下と心停止下のいずれもか、あるいは心停止下のみかを選ぶ。次に、提供する場合でも提供したくない臓器に「×」をつける。脳死下では、心臓、肺、肝臓、膵臓、腎臓、小腸、眼球――を提供できる。一方心停止下では腎臓と膵臓、眼球を提供できる。

親族が日本臓器移植ネットワークに移植希望を登録している場合、特記事項に「親族優先」と書けば、親族へ優先提供する意思を示せる。また、皮膚や骨、心臓弁、血管、角膜といった組織の移植をすることもでき、希望する場合は特記事項にその組織名を書く。

いる。そのため、病院と医師の考え方や、心理的、物理的負担感の大きさから臓器提供の選択肢を提示しない例も少なくない。医療側にかかる重圧が極めて大きいのにもかかわらず、それに見合う支援はない。加えて、効果的な啓発も行われていない。

国が制度や運用の改善に及び腰だった結果といえる。臓器移植を取り巻く状況はなお厳しく、社会の目線も冷たいまま。第2章でも述べた通り、日本の臓器提供数は世界でも極端に少ないのが現状だ。

こうした停滞状況を制度面から変えようとする流れも生まれている。

臓器移植法の運用指針（ガイドライン）が２０２２年8月に改正された。それによって、本人の意思表示が難しいとされ、一律にドナーから除外されていた知的障害者について、15歳未満なら家族の同意を条件にドナーになれるようになった。

また「虐待を受けた疑いがある18歳未満の子」は臓器を提供できないものの、ドナーになれる判断基準を「児童相談所に通告しない場合」と新たに明示して緩和することで、児童相談所と自治体への確認と、医療機関内の倫理委員会を経たうえで臓器提供ができるようになった。

さらに、厚生労働省は、臓器提供を希望する患者に対し、入院先の医療機関で脳死判定を行えない場合、他病院への転院・搬送を認めるシステム作りに着手した。また、脳死が強く疑われ、臓器提供の可能性がある患者の情報を、医療機関が拠点施設や日本臓器移植ネットワークと共有する体制作りにも前向きだ。

臓器移植を〝人ごと〟にしないため

臓器移植が置かれたそうした現実を森原さんは「何も知らなかった」と言う。「大半の人にとって臓器移植は〝人ごと〟。重要性を社会に伝えなければいけない」とはいえ移植待機者が啓発活動をするのは聞いたこともない。

手探りの中、友人のミュージシャンと話し合い、音楽とコラボレーションしたキャンペーンを発案した。臓器移植の経験者だけでなく、社会を巻き込んだムーブメントを模索するNPO法人「グリーンリボン推進協会」の大久保通方《みちかた》理事長（日本臓器ネットワーク元副理事長）に直談判してバックアップを頼んだ。資金集めも森原さん自ら行い、全てを仕切った。幸い教え子や、森原さんの話に感銘を受けた人らがボランティアを買って出てくれた。

それは２０１７年10月に広島市内で開かれた「グリーンリボンミュージックライブ２０１７」として実を結ぶ。ジャズシンガーらのライブやイベントが多くの人をひきつけた。

「音楽を介して臓器移植に関心のなかった層が振り向くきっかけを作ることに意味がある」

森原さんは改めてそう感じた。

イベントは翌年から「ひろしまグリーンリボンフェス」と名を変えて毎年続き、支援の輪も広がっている。

ただ、実母から生体腎移植を受け、闘病ルポを発表したことがある私にとって、気がかりなことがあった。

移植待機者が啓発活動をすることに不安はなかったのだろうか。「自分が生きたいがため」と世間から見られる恐れはないだろうか——。

「戸惑いはありました。でも何も知らないまま病気になった自分だからこそ、伝えられることがある。臓器移植を考えてほしいとの思いが勝ったのです」

私の目を見据えてそう答えた森原さん。そのまなざしも、言葉も、力強かった。

啓発は共に移植を待つ患者のためにと取り組んでいた。その一方で、移植を決めた時から抱えていた苦悩が日に日に膨らみ、充実感と苦しみの間で心は揺れていた。

「無理やり」ではなく「善意」で成り立つ臓器提供

——僕が生きるためには誰かの死がある。

——結局誰かが亡くなるのを待っているだけなのか。

——VADがあれば問題なく生活できるのに、ドナーの心臓を受け取っていいのか。

「誰かの死があっての移植」であることを強く意識するようになり、森原さんの心は疑問と迷いに覆われた。脳死状態になった人の無念と、悲嘆に暮れる家族の胸中——。それを思い、心臓をもらうことへの罪悪感にさいなまれ続けていた。自問自答を繰り返しても答えは一向に出てこない。

ただ、苦しかった。

救ってくれたのは、教え子だった。

「僕は移植を受けていいんだろうか」

正直に吐露する森原さんに、教え子は言った。

「臓器提供はドナーと家族の『提供する』という意思のもとに成り立っていますよね。だから先生は『申し訳ない』と思ってはいけないと思います。感謝してその思いを受け取って生きていくべきです。正々堂々と移植手術を受けてほしいです！」

その通りだった。臓器提供は「無理やり」ではなく、善意で成り立っている。決して人が亡くなるのを待っているわけではない――。そう思えた途端、重圧から解放されたような気がした。教え子の一言は森原さんに覚悟を植え付け、生き方も変えた。

『『ドナーさんの思いと心臓を受け取って生きていきます』と、胸を張って言える」以来、仕事や啓発活動のペースを落とし、〝その日〟が来るまで心身の準備を整えることを最優先した。それがドナーとその家族に示しうる最大限の敬意と感謝だと思ったからだ。

とはいえ、つきまとう死への恐怖からは逃れようがなかった。職場や家族の前では気丈に振る舞っていたが、一人になると不安に押しつぶされそうになった。

1年、2年……。移植待機期間が延びるにつれて心身の疲労が蓄積し、弱気になっていった。3年を超えるとVADのケーブルが傷み始めてヒヤリとすることも多くなった。「移植手術はかなわないのではないか」。先の見えない生活に半ば諦めかけていた。

弱った心は、さらに追い詰められていった。普通に生活をしている自分と多くのものを背負いすぎてしまった自分、どちらが本当の自分なのだろう――。心におりのようにたまった思いをブログで吐き出すことで感情を保っていた。

〝知らせ〟は突然に迷いなく、「お願いします」

〝その日〟は突然訪れた。

ある日の昼。かつての教え子と広島駅の喫茶店に入って間もなくスマートフォンが鳴った。

「適合するドナーがいらっしゃいます。移植を受けられますか。すぐに決めてください」

闘病生活を始めてから約4年半。連絡はあまりに唐突だったが、主治医の声は冷静だった。与えられた時間は10分。決められなければ次の待機者に順番が回る。脳死患者の臓器の状態には一刻の猶予もない。しかし、自分でも驚くほどに穏やかな気持ちで迷いなく受け入れられた。

「はい。お願いします」

どれだけ悩み、苦しんだだろう。ドナーから心臓をもらう意味、生きる意味を模索し、覚悟を固められたからこその境地だった。

ドナーの冥福を祈り、ドナーと家族の気高い意思に感謝しながら病院へと向かった。「うれしい」という感情はなかった。湧き上がってきたのはドナーから心臓の提供を受けることへの責任感だった。気が引き締まり、思った。

「前へ進もう」

病院へ到着し、検査を経てすべての準備が整ったその日の深夜。移植手術に臨む直前、自分の胸に手を当てて語りかけた。

「今までありがとう」

レスリングのつらかった練習や長い闘病生活……。生まれてからずっと一緒に歩み、頑張ってくれた自分の無二の心臓に感謝し、別れを告げた。

「ドナーさんの心臓が僕の中で生きている」

手術は約9時間。麻酔から覚めるとVADの装置がまるごとなくなっていた。「ドク、ドク、ドク……」。ドナーの心臓が力強く鼓動を打っている。胸に手を当て、言葉が浮かんだ。

「はじめまして……」

手術直前に別れを告げた自分の心臓の代わりに今、ドナーの心臓がある。VADをつけて以降は鼓動が消え、「ブーン」というモーター音だけが響く生活を送ってきた。心拍がよみがえったのだ。

「ドナーさんの心臓が僕の中で生きている。もう一人じゃない」

体と心がじんわりと温かくなり、力が湧いた。かつて「臓器移植」と聞いて抱いた「怖い」「冷たい」とのイメージは間違いだと気づいた。

「臓器移植は温かい医療だったんだ」

術後の経過は順調で、約2カ月後に退院した。VADのカバンがない生活に慣れるのは少し時間がかかった。24時間介助者がそばで見守ってくれる生活から一転、何もかも一人で動けるようになったことがうれしくも、面はゆくもあった。

通勤途中によく聴いた楽曲を聴きながら一人、ウォーキングしていると、不意に大粒の涙がこぼれた。「また元気になってこの曲を聴くことができた」。発病前の自分と一人で歩けるまでに回復した自分とが移植でつながり、重なったように思えた。

「止まっていた時計がまた時を刻み始めたんだ」

涙を拭って真っすぐ前を見つめて歩いた。心の底から生きる喜びを感じ、ドナーとドナー家族への感謝の思いで満たされた。

状態が落ち着き、広島に戻ると間もなく、家族が増えた。妻となったリンジーさんが第一子の長女を出産したのだ。立ち会った森原さんは生まれたばかりの長女を、ドナーの心臓と重ね合わせるように自分の胸に抱いた。〝二人三脚〟で生きるドナーの心臓に、新しい命の息吹を感じてほしかった。

「ドナーさん。あなたがいなければ、娘が生まれてくることはありませんでした。ありがとう……」

ドナーの善意とその家族の決断が新たな命の誕生につながった。「命のリレー」という言葉の意味をかみしめた。

「家族3人、頑張ろう」

妻をねぎらうと、予想外の言葉が返ってきた。

「家族は4人でしょ。4人で生きていきましょう」

妻がドナーを家族の一員として数えてくれた。それがうれしくて「命は自分だけのものではない」と強く意識した。

体は順調に回復し、その後教職に復帰できた。しかし、新型コロナウイルス感染拡大の時期と重なり、復帰1年目は在宅勤務となってしまった。出端《ではな》をくじかれ、感染への恐怖と「仕事に全力投球したい」との焦りが入り交じってナーバスにもなった。「ただ、在宅で長女の子育てにも積極的に携わり、妻のサポートができました」。有意義な日々でもあった。復帰2年目から授業も再開され、教壇に戻って生徒と向き合える日々がうれしかった。

高校教諭の職を辞し、再び海外へ
夢かない、迎えた飛躍の時

そして2022年、長男が生まれた。抱き上げたり、遊びに行ったり……。そんな何気ない瞬間、幸せに満たされる。

2人の子宝に恵まれ、仕事もやりがいがあった。順風満帆にみえる森原さんだったが、2022年3月末に通信制高校教諭の職を辞した。以前カナダに留学し、帰国してからずっと温めていた海外行きの夢が頭をもたげた。

「また、挑戦してみたい」

行き先は妻の母国、英国と決めた。闘病生活で家族の大切さを痛感し、「妻に里帰りをさせてあげたい。妻の家族を喜ばせたい」と思っていた。子どもたちに両親の母国である日英両国の文化を体験してほしいとの願いもあった。

2023年7月10日、思いがかなう。〝家族5人〟で英国へと旅立つことができた。この時の感動と興奮を、森原さんは忘れない。

「もう一度、挑戦できる」

新たな鼓動と共に、止まっていた時計がまた一つ動き出した。

一家で暮らすのは、緑に囲まれた自然豊かな英国中部の街だ。アウトドアが盛んな地域で、子どもたちが遊ぶ場所にも事欠かない。一方、歴史を感じられる建物やしゃれたカフェなどが並び、風情があって気に入っている。

英国行きを何より喜んでいるのが、リンジーさんだ。

「生まれ故郷で、家族で生活できていることがまだ不思議な感じがする」

そんな言葉に、森原さんは改めて思う。

「英国に来られてよかった。心臓を移植してもらえたからこそ、病気の発症で一度は諦めた海外行きをかなえられた。ドナーさんとご家族、医療関係者の皆さんや支えてくれている家族、仲間……全ての人に『ありがとう』と言いたい」

異国の地で移植を受けた心臓を守りながら生きていくことは容易でない。体の状態も一筋縄ではいかず、体調管理にことさら気を配る必要もある。また、医療制度をはじめ、気候や食べ物、生活、子育て環境……とありとあらゆる面で日本とは大きく異なり、そのたびに戸惑いを覚える。「日々の忙しさに流されがちで、前進できていない」。そんな感覚にとらわれ、しばしば落ち込む。だからこそ、森原さんが今大切にしていることがある。

「生きるために、生きる」ことだ。

これまでは「生きる意味」を追い求め、それを実現しながら生きてきた。「社会に貢献しないと」「学ばないと」「キャリアアップしないと」――。そうは思えども、不調などでうまくいかない時には、理想と現実の隔たりにいらだちや無力感を抱えた。「生きるための目的探し」に苦しくなった。

そんな時、ふと「生きるために生きれば十分じゃないか」と思ったという。

心と体と向き合って無理をせず、最低限のことに取り組み、その時を生きられている自分をほめる。人生の指針を得た森原さんは気持ちが楽になり、より自然体になれた。降りかかってくる困難も、一つ一つ乗り越えていけばいいと今は思える。

ライフワークである臓器移植の啓発にも引き続き積極的に取り組んでいる。NPO法人「グリーンリボン推進協会」広島支部長を継続し、誰でも参加できるイベントやセミナー、講演会を開き、移植医療と社会との懸け橋役を担っている。

自らの手で始めた「ひろしまグリーンリボンフェス」は規模を拡大し、毎年10月の恒例イベントに育った。思い返せば、移植待機中にゼロからイベントの準備をした時は苦労が絶えなかった。だが、参加者や協力者が年々増え、支援の輪が大きく広がっている。

2023年には一時帰国して参加した。グリーンリボンフェスはずっと続けるつもりだ。「やりとりは全てオンラインでできるので、英国にいながら啓発を続けられている。今後は単発イベントだけでなく、年間を通して続けられるような企画を打ち出して社会に大きな流れを生み出したい」

何より、臓器提供、臓器移植で救われた当事者としてドナーとその家族、医療者への感謝の気持ちを伝えたい。そして、移植医療の重要性と意義を発信したい。その思いは移植後により一層強くなった。

しかし、現実は厳しい。日本で生きる多くの人は臓器移植について知らず、関心もない。どうすれば理解を深めてもらえるのか――。地道に活動を続けて、一人でも多くの人が知るきっかけを作らなければならないと考えている。「移植経験者だけでなく、普通の人が気軽に活動できるような『広島方式』を全国に広げ、命や家族の大切さに気づくきっかけを提供し続けたい。私はドナーさんのお陰で生きていられる。二人三脚で挑戦し続けたい」

森原さんとドナーの心臓は未来に向けて歩み続けている。私は尋ねた。

「今、幸せですか?」

森原さんはうなずく。「私はドナーさんとご家族のお陰で生まれ変われました」

命をつないでくれたドナーとその家族を敬う。そんな社会の実現こそ、森原さんの目指す〝ゴール〟だ。

森原大紀さんインタビュー

「一人では生きていけない」、心臓移植を経て伝えたいこと

ここまでは脳死患者からの心臓提供で救われた森原さんの体験を通じて、移植を待つ患者の葛藤や生きる希望と共に、移植医療の未来の可能性を描いた。森原さんに臓器移植への思いや啓発活動への熱意を聞いた。

ドナーとその家族への敬意、忘れずに

――移植手術後、よく胸に手を当てるようになったそうですね。

森原　仕事に復帰できた時、無理をして体調を崩してしまった時……。ドナーさんが常に一緒にいてくれ、喜怒哀楽を共有している感覚があります。子どもと接している時もドナーさんの存在を強く意識します。何気ない瞬間に「ドナーさんの善意とご家族の皆さんの決断が僕を生かし、子どもへと命がつながった」との感謝に満ちあふれます。ドナーさんは私と二人三脚で生きてくれ、子どもたちへと命のバトンをつないでくれました。

――ただ、残念なことに現在の日本はドナーとその家族に冷たい社会です。

森原　ドナーさんとご家族をたたえる社会作りに取り組むことが何より大切で、そのサポートをしたいと考えています。でも今の日本にはその機運がほとんどありません。だから私はことあるごとにドナーさんとご家族への感謝を口にします。メディアに出る時は必ず「ありがとうございます」と謝意を示します。言葉にしなければ伝わりません。それは臓器移植の啓発を続ける中で得た実感です。私にとって啓発のゴールは活動を「しないこと」です。何もしなくともドナーさんとご家族への敬意が払われる社会の雰囲気や文化を醸成していきたいのです。

――心臓移植待機中に始めた移植の啓発活動に今も熱心でいらっしゃいます。

森原　かつての自分のように臓器移植はほとんどの人にとって関係のないことです。知らないことは怖い。怖いから避けたがる。知らない人が多いから偏見や間違った見方がはびこる。その結果、ボタンの掛け違いのように臓器移植は社会に理解されていません。知ることが何より大切なので、伝え続けなければなりません。

以前、待機中に移植を受けられず亡くなった子どもの家族が「日本にいるから助からなかった」と途方に暮れている姿に心を痛めました。この言葉は、日本の臓器移植の実態を物語っています。移植を受けられず命を落としている人が多いことに危機感と疑問を覚えます。「仕方がないよね」で失われる命があまりに多い。「日本だから助からなかった」をなくしたいのです。それは、移植で救われた私がしなければなりません。

——無関心は、臓器移植が社会に浸透しない原因の一つですね。

森原 原因には、制度や組織など多様な問題が横たわっています。ただ、そもそも臓器移植を知らない、知ろうとしない人があまりに多いことこそが、社会に浸透していかない障害になっていると、啓発を続ける中で痛感してきました。グリーンリボン推進協会のイベントや私の講演に訪れた人は大半が「本当は何も分かっていなかった」と話しますし、私の話で臓器移植を知って反対から賛成へと転じた人も少なくありません。

社会を巻き込んでの「広島方式」で無関心層に訴える

——だからこそ、啓発が重要ということでしょうか。

森原 その通りです。そんな状況を変える試みとして、音楽を媒介にして無関心層にも訴える「ひろしまグリーンリボンフェス」を主催しています。ボランティアには臓器移植とは関係のない方も多くいらっしゃいます。知るきっかけさえあれば社会は変わります。だからこそ、関係者だけでなく、社会を巻き込んで、これまで知らなかった層に訴えかける「広島方式」を広げたいのです。

——啓発するうえで大切なことは何ですか。

森原　できる範囲のコミュニティーを中心に、自分が住む地域の実情に合わせた活動をしていくことです。大きな目標を掲げるだけで終わるような机上の空論にならず、地に足を着けて思ったことをすぐに具体的に行動に移せるからです。その動きを全国各地で展開し、緩やかな連帯を形成して大きなうねりにしていきたい。しかし、同じ志を持つ人が多くいながら、つながりに欠けていることが歯がゆいです。移植者の側も一致団結させたいと思っています。

——社会の理解によって臓器移植の現状を変える可能性がありますね。

森原　社会の理解が広がれば、患者側から臓器提供を切り出す例も増えると思います。現状は臓器提供の選択肢を提示さえしない病院が多いのですが、望む声があれば病院の意識も変わるはずです。一方で、病院に過度の負担がかかるため臓器提供体制を整えられないとの事情もありますから、国が臓器提供の制度を拡充させることが何より重要です。

〝下流〟から変えていく、それが啓発の意義です。社会も徐々に変わってきているので、しっかりと伝えれば受け入れてくれます。「誰も知らない」と嘆くより、どうやって知ってもらうかを考えることが重要です。

――若年層への啓発も重要です。かつて高校の教壇に立ち、今も各地の学校で体験を話す機会が多くありますが、どんなことを伝えていますか。

森原「人間は一人では生きていけない」と伝えることが一歩目です。誰かに助けを求められない子がたくさんいますから、「つらかったら弱音を吐いていい。心にしまっておくのはよくない」と訴えかけます。妻に教えてもらってハッとしたのですが、「illness（病気）」の頭文字を単数形の〝i（私）〟から〝we（私たち）〟に変えると「wellness（健康）」と正反対の意味になるのはその面白い例えです。

そして当たり前の日常と命の尊さを伝えたいのです。闘病生活の中で心臓の鼓動と普通の生活、家族の存在のありがたさに初めて気づきました。若い世代には失う前に気づいてほしいので、その重要性を伝えています。体だけではなく感情や個性、性格全てをひっくるめての命ですから、自分だけでなく他人の命も大切にしようと。「色とりどりの毎日、そして人生を」との思いをこめて〝Life is colorful.〟との言葉を作りました。それを必ず伝え、臓器移植や臓器提供の知識、重要性を教えることはその先の話です。伝える内容は、小学生、中学生、高校生と心身の発達の段階に応じて変えています。

――世代に応じて伝える内容も方法も違うのですね。

森原　啓発は息の長い取り組みが必要で、それは教育と同じです。ボールは相手が捕れる速さと高さで投げなければ、何も伝わりません。幼いころから自己と他者を認め合い、互いの命を大切にする社会であれば、ドナーさんとご家族を敬う文化が自然と醸成されるのだと思います。

心臓移植、命の二人三脚
「余命半年」だった女性、子ども食堂を開く

河合容子さん（56）

重い心臓病を患い「余命半年」と宣告された河合容子さんは関東在住の主婦。心臓移植に救われ、子ども食堂を月1のペースで開いている。「生きている証し」として2022

年3月から始めた。ドナーと共に二人三脚で果たした〝夢〟でもある。

2022年11月27日、河合さんは自宅近くの公民館で、ボランティアスタッフ約20人と、子ども食堂で振る舞う定食を約60食分用意した。スタッフに指示を出し、調理をし、補助に入り……と息つく間もない。この日の献立はサツマイモご飯に豚汁、サケのみりん焼き、豆のコロッケなど計6品だ。

献立は河合さんが練り上げるが、食材は何が届くか直前まで分からない。開催前日に作り替えることもしばしばで、ハプニングもある。しかし、そんな苦労さえ河合さんには楽しく感じられる。「子どもたちの笑顔が何よりうれしい。苦しかった時を思うと夢のようです。生きられていてよかった」。子ども一人一人に声をかけ、お土産を渡す表情に喜びが満ちあふれる。

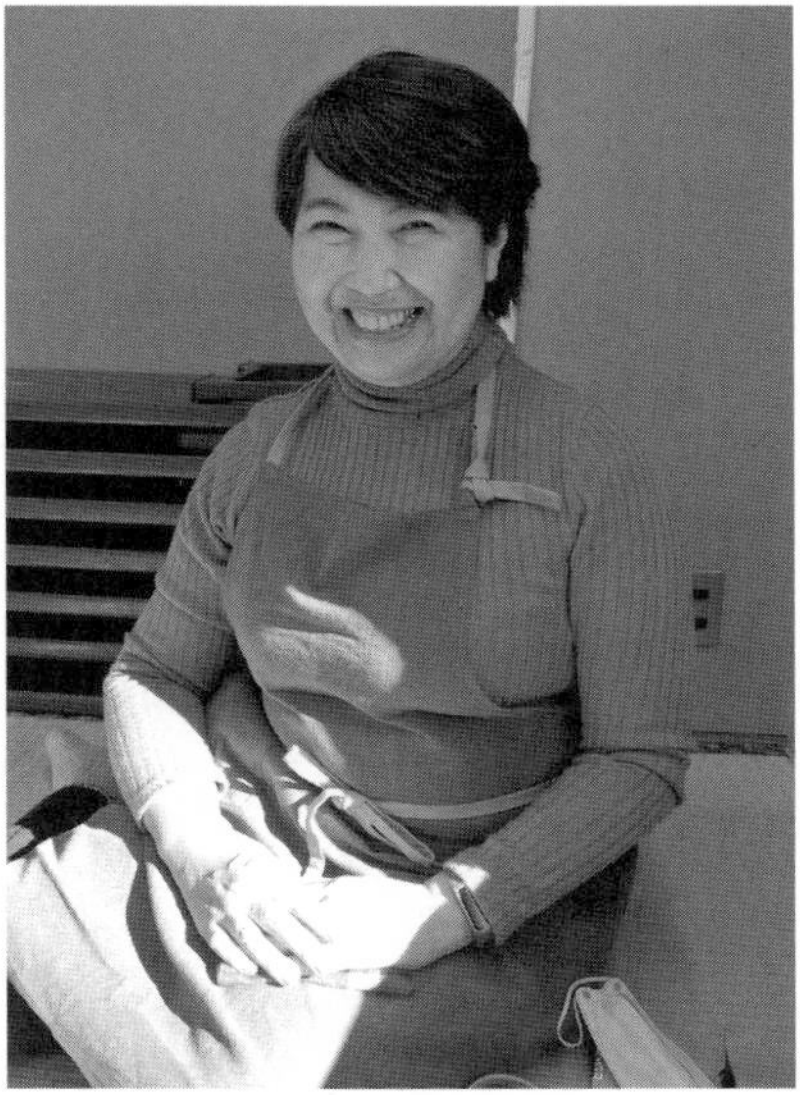

子ども食堂を運営する河合容子さん
＝2022年11月27日、筆者撮影

突然の体調不良
想定外の大病に生活一変

河合さんの人生の歯車が狂ったのは10年以上前の2月だった。突如体調を崩し、1週間ほど寝込んだ。それまで体調不良はなく、小学生2人を育てながらピアノとリトミックの講師も務める多忙な日々だった。

「風邪かな」。そう思ったが、治りが遅い。近くの病院にかかると、医師の表情が曇った。「心臓肥大による心不全」。そう告げられ、大きな医療センターを紹介された。

そこで「特発性拡張型心筋症」と診断される。心臓の収縮力が低下して左心室が膨らむため、血液を送り出すポンプ機能が弱くなり、うまく循環できなくなる難病だ。「予後が悪く、完治しません。入院してもらいます」。その日を境に生活が一変した。

程なく手術を受け、不整脈の発作が起きた際に電気ショックを生じさせて突然死を防ぐ「植え込み型除細動器（ＩＣＤ）」を導入した。しかし体調は悪化の一途をたどり、動悸や息切れ、むくみに苦しんだ。胸や腹に水がたまり、せきをするだけで胃が圧迫されて身もだえした。

ピアノ講師なども続けていたが、それもままならない。食欲もなく、リンゴ一切れさえ食べきれない。横になると息苦しくて眠れず、椅子にもたれかかって布団をかぶり、朝を待つ日が続いた。「息をしているだけで苦しい」。入退院を繰り返し、生きる気力さえ失いつつあった。

その3年後、新たな除細動器を体に埋め込んだ。1年の半分以上を病院で過ごしたが、体調は一向に改善しない。強心剤の量も増えた。「先は長くない」。死を覚悟し、身の回りの整理を始めた。子どもたちに伝えたいことを遺書としてしたためるようにもなった。「母親として至らないことが悔しい。もっと生きたかった……」。病室の片隅で声を押し殺して泣いた。

「余命半年」の宣告に、移植待機を決断
襲う社会の偏見に、「移植はエゴなのか」と葛藤

全てを諦めかけた河合さんに転機が訪れる。病の判明から6年後、症状が悪化し、大学病院へ転院すると医師からこう告げられた。

「このままだと余命は半年です。でもまだできることがある。移植手術を受けましょう」

余命半年——。非情な宣告に動揺したが、それ以上に「生きられる望みがある」と生へ

の渇望が湧き、涙が止めどなく流れた。

入院から10日後、移植まで命をつなぐために植え込み型の補助人工心臓(VAD)を導入した。へその横からケーブルが体の外に出てモーターにつながり、そのモーターが回転して心臓の動きを助ける装置だ。

体調が劇的に改善した。息が切れず、ご飯もおいしい。何より眠れる。河合さんが振り返る。「生きることが楽になり、見える景色が変わりました」

VADは24時間の介助が不可欠だが、子どもや仕事で多忙な夫に頼むわけにはいかない。河合さんは実家の両親を頼り、介助者としての講習と試験を受けてもらった。「40歳を超えて両親の世話になるとは思いませんでした。時間と労力はいかばかりだったか……」

斜めがけするカバンのようなタイプのVADを常に携え、24時間見守られる生活が始まった。それは絶え間のない緊張感に支配される日々だった。「機械が止まったらどうしよう」と常に不安がつきまとう。眠る前には「あす目覚められますように」と祈り、起きてモーター音を聞くと「ああ、生きていた」と胸をなで下ろした。仕事を辞め、先の見えない日々にやりきれなさが募り、社会から取り残されている気がした。あるウェブサイトで見かけた書き込みがさらに追い打ちをかける。

――臓器移植って、人の死を待っているということだよね。

心を激しく揺さぶられ、自らに問いかける。「私は人の死を願っているのか……」。そんなことはみじんも思っていない。しかし「人の死が前提の臓器移植」を強烈に意識し、心は乱れた。移植はエゴなのか。私に移植を受ける価値があるのか。

どれだけ考えても答えは見つからず、苦悩は深まるばかりだった。提供を決断した人の心中を想像し、かけがえのない家族を失ってどうこくする姿を思い浮かべて涙に暮れた。後ろめたさと葛藤から臓器移植を深く調べた。その中で、一つの結論にたどり着く。臓器提供は「意思」であって「義務」ではない。決して命を「奪う」のではなく、亡くなった人の思いや願いも含めて臓器を「いただき、命をつなぐ」のが移植医療――。もがいた末、臓器提供が善意で成り立つことを理解できた。ドナーへの敬意が湧き上がり、心臓移植を受けることへのためらいがなくなり始めた。その直後、あるドナー家族と出会う。亡くなった夫の臓器を提供した原澤美智子さん（162ページに登場）。

河合さんは尋ねた。

「私、移植を受けていいですか」

原澤さんの答えは「もちろん」だった。その屈託のない笑顔に、迷いもわだかまりも、後ろめたさも吹っ切れた。「胸を張って移植を待とう」と初めて思えた。

一方、体はギリギリの状態だった。幾度も感染症にかかり、そのたびに手術を受けたため、体には大きな傷痕がいくつもできた。心身共に満身創痍《そうい》となり、何とか命をつないでいた河合さんに〝その時〟は突然訪れた。

「ドナーが見つかったよ！」

主治医が病室に駆け込んできた。その日も河合さんは感染症が原因で入院していた。VADの装着から約5年、心不全の判明からはおよそ10年の時が過ぎていた。

「（移植手術を）受けます」

河合さんは悩み、苦しみ抜いてきたからこそ、迷いなく応じられた。ただ、手術室へと向かう際にうれしさはなかった。「移植を受けられるということは、誰かが亡くなったということ。そして、ご家族が苦悩した末に私へ命をつないでくださったということ」、その事実をかみしめていた。

「ありがとうございます。ドナーさん、私と一緒に生きてください」

手術台で薄れゆく意識の中、ただドナーを思った。

書き連ねた100の夢
「子ども食堂を作りたい」

移植手術後に拒絶反応が起きたため集中治療室（ＩＣＵ）での生活が約2週間と長引いた。手術直後はせん妄の症状も見られ、記憶もあまりない。その後も不整脈が起きるなど、心身共に追い込まれ「もう無理かもしれない」と生きることを何度も諦めかけた。そんな時、心電図の波形に励まされたという。

「あなたは生きて、とモニターの波形が語りかけてくれている気がしました。ドナーさんの息吹を確かに感じ、生きる気力をもらったのです」

入院は2カ月に及んだ。河合さんは移植待機中からかなえたい夢を１００個、書き連ねた。その一つ目「移植を受けたい」はかなった。退院後も見据えていた。ドナー家族にサンクスレターを書きたい、時間を気にせず入浴したい、手ごねでパンを作りたい、大好物の納豆を食べたい（服用する薬との兼ね合いから禁じられていた）――。その中に「子ども食堂を作りたい」があった。

河合さんは人懐こくおしゃべり好きで、元気な時は地域と積極的に関わっていたが、心不全判明以降はかなわなくなった。特に胸を痛めていたのは、ピアノなどの講師を務めていたことから接点の多かった子どもの貧困だった。「子どもたちが生きづらい世の中を変えたい。まずは子ども食堂を作って笑顔を増やしたい」

とはいえ経験はなかった。得意の料理の腕を買われて知り合いから弁当作りを頼まれた際、「子ども食堂を開きたい」と打ち明けることから始めた。子ども食堂を運営するNPO法人の講座で3カ月間学んだ。河合さんの志を知った友人らの支援も得られ、NPO法人から助成金をもらえることも決まった。支援の輪も広がり、瞬く間に話が進み、2022年3月に子ども食堂を開くことができた。

「思いを言葉にしてよかった。私は人に支えられ、救われて人生が豊かになりました。今度は私が誰かの役に立ちたかったのです」

新型コロナウイルス感染拡大のあおりを受け、当初は弁当を配るのみにとどめたが、2022年7月に公民館で作りたての食事を振る舞えるようになった。味と量、何より心のこもった対応が評判を呼び、多い時には100食分以上用意した。手伝ってくれる仲間約60人は年代も幅広く、協力企業・団体も増えている。

思いはさらに膨らむ。将来はさらに多くの人を巻き込み、地域ぐるみで子どもを育てる拠点にしたいという。「大人子ども問わず、居場所となるような空間を作りたい」。そして充実した毎日を送りながら思う。

「余命半年だった私でも社会貢献できる。ドナーさんと出会えたからこそ、今の私がいる。かつては臓器移植を、私がドナーさんの代わりに生きる〝命のリレー〟だと思っていた。しかし移植を受けて、ドナーさんと共に生きる〝二人三脚〟だと分かったのです」

意思表示の重要性と臓器移植の可能性
講演を重ね、社会に伝える

河合さんは移植後も精力的に全国各地で講演し、臓器移植の啓発に取り組んでいる。日本の臓器移植が置かれた現状は厳しい。待機者は約1万6000人いるが、亡くなった人からの臓器提供は年間100〜150例ほどにとどまる。河合さんも待機中に力尽きた仲間を何人も見送った。

講演活動も続け、意思表示の重要性に力点を置いて語る。臓器提供を最後に決断するのは残された家族で、その重みを自身の心臓移植で痛感したからだ。しかし、2021年の内閣府調査では、意思表示をしていると答えた人が10・2%にとどまり、亡くなった家族の意思表示がない場合に臓器提供を決断することを負担に感じると答えた人が85・6%に上った。河合さんが言う。「臓器を提供するかしないか、その意思を示すことは、つまり家族を守ること。私もドナーさんの苦しみとご家族の苦悩の末に命をつないでもらいました。意思表示の大切さを知ってほしい」

そして、心臓移植で救われた事実を言葉で淡々と紡いでいるのは、「臓器提供するか、しないか」を判断する際の参考にしてもらいたいからだ。ドナーとその家族を知ることはできず、その本心に触れることもできない。それでも、〝見えない恩人〟への感謝と敬意を込めて講演を続ける。

「私が生きている1日はドナーさんが生きたかった1日。だからこそ、私が身をもって知った、臓器をいただくことが持つ可能性を社会に伝えたい。それをドナーさんと〝二人三脚〟でできることが何より幸せです。恩返しになると信じています。私はいただいた心臓を何があっても守り続けます」

2021年夏、運転免許証を取得した娘から不意に話しかけられた。

「免許証の裏に（臓器提供の）意思表示をしたよ」

河合さんは目を丸くした。娘は河合さんが心臓移植を待機している時に「私は臓器提供しないし、家族が提供するのも嫌だ」と話していたからだ。心変わりの理由を問うと、こんな答えが返ってきた。

「だって、私もドナーさんに助けてもらったから」

河合さんのほおに涙が伝った。

心臓、腎臓、眼球を提供した母の遺言「ママはまだ生きている」

遠藤麻衣さん（40）

東日本に住む遠藤麻衣さんは、数年前に母の緑さん（当時61歳）を不慮の事故で亡くした。以来、波のように襲い来る絶望感や喪失感と向き合い続けている。「苦しみは消えないが、母が話していた強い思いが生きる希望になっている」。残された家族の心を支えるのは、緑さんが示し続けた臓器提供の固い意志だった。

まさかの交通事故、よぎる母の言葉「体で使えるものは全部使って」

8月の深夜、遠藤さんの夫のスマートフォンが鳴った。救急隊員が緑さんの事故を告げる。「すぐ病院に向かってください！」。その声のトーンは切迫していた。緑さんは経営する飲食店から、遠藤さんらと同居する自宅へ車で帰る途中、小さな無人駅の近くにある木に衝突し、救急搬送された。運転中の体調急変なのか、過失なのか事故原因は不明だ。

遠藤さんは、父と共に小さな町の自宅から車で1時間かけて都市部の病院へと向かった。

「ママ、無事でいて！」

病院に着くと、緑さんはＩＣＵにいた。意識がなく、看護師は「このまま亡くなる可能性があります」と話した。

その数時間前、遠藤さんは緑さんと電話でやりとりをしたが、普段と変わらなかった。表面上、健康にも問題はない。明るく社交的で、老人ホームや敬老会で日本舞踊を披露するなど活動的だった。

「ママは絶対大丈夫」

その翌朝、さらに大きな病院へ転院したが、

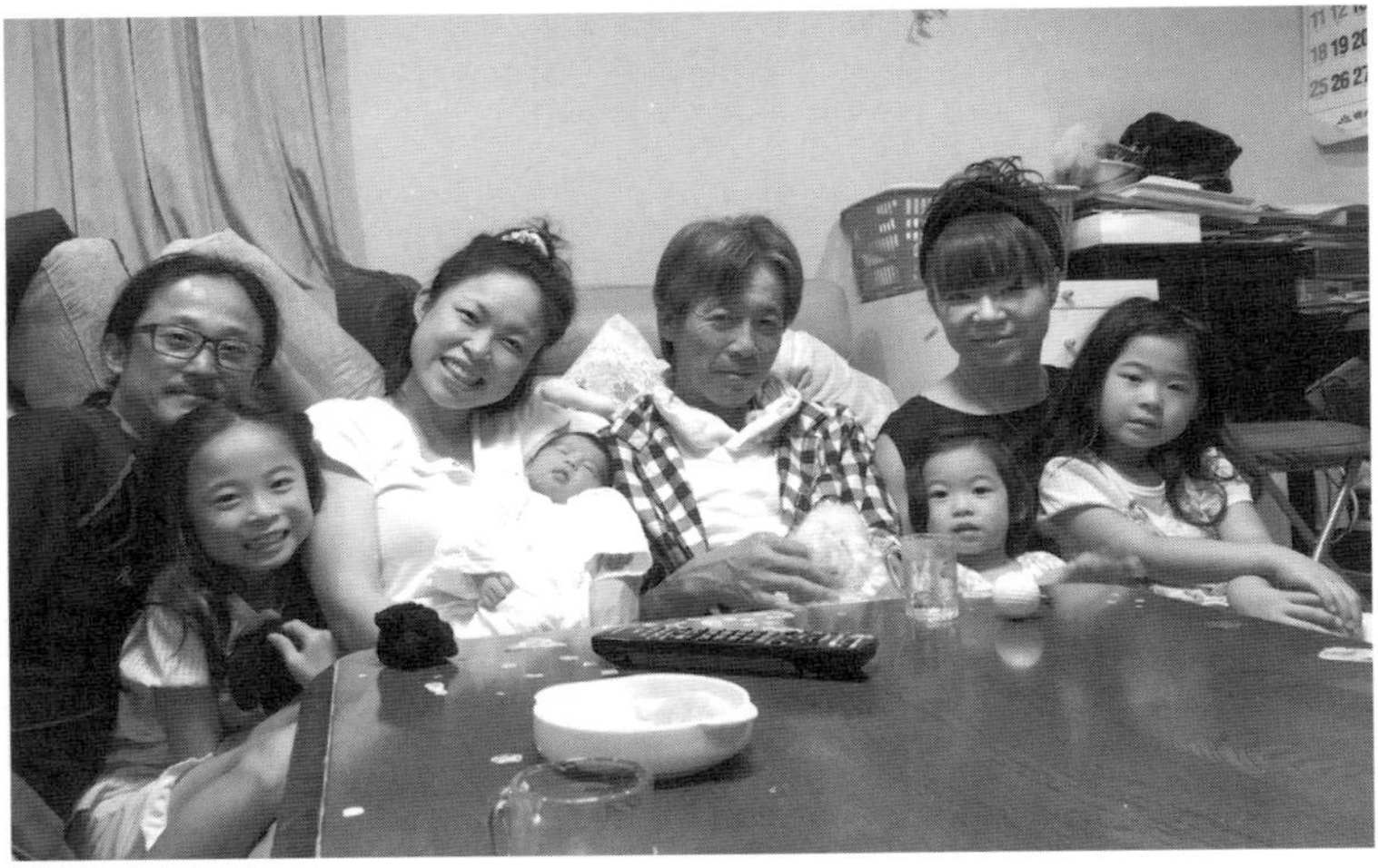

自宅での一家だんらん。にこやかな表情を見せる遠藤緑さん（右から2人目）。左から3人目が娘の麻衣さん＝遠藤麻衣さん提供

母の回復を信じて疑わなかった。

緑さんは「脳梗塞《こうそく》」と診断され、脳のむくみを取るために頭蓋骨《ずがいこつ》を開く手術を受けるほど重篤だった。医師は手術後に告げた。

「この手術が山になります」

遠藤さんは葛藤した。

「どうして私たち家族がこんなに苦しい思いをしなければならないの。ママが一番つらいけど……」

母を思うがゆえの、交錯する複雑な感情に胸が締め付けられた。折れてしまいそうな心を奮い立たせた。

「頑張って生きて！　意識が回復しなくても、寝たきりでも生きていてくれさえすればそれでいい」

願いが通じたのか、やや回復の兆しが見え、山を乗り越えられたと思った。だが、意識は戻らない。体に何本もの管をつながれ、別人のように顔がむくんでいた。主治医が苦渋の表情で話す。

「枯れた花にいくら水をあげても元に戻らないように、こうなると手立てがありません……」

ベッドの上の母を見つめる遠藤さんの脳裏を、数カ月前、自宅リビングで2人交わしたやりとりがよぎった。

「管だらけで痛いのは嫌だから(私の体で)使えるものは全部使ってほしい」

緑さんから臓器提供の意思を初めて聞いたのは、遠藤さんが小学5年生のころ、車中でのことだった。

「車社会だからどんな事故に巻き込まれるか分からない。もしママが死んだら使えるもの(臓器)は全部使ってね。灰にしたらもったいないでしょ」

緑さんは1980年代にアイバンクにも登録していた。「根っから人の役に立ちたいと思っていた」という母はその後も繰り返した。「ママが死んだら使えるものは使わなきゃダメよ」。健康保険証が更新される度に裏面の意思表示欄に家族で署名し合った。

「ママの思いを伝えなければ……」

数日たっても快方に向かう兆しが見えない母の姿に、遠藤さんはそう考え始めていた。

主治医が言う。

「緑さんは自分で息をしていません。機械で息をしています」

沈鬱な空気が流れる。静寂の後、遠藤さんの父が口を開いた。

「かわいそうだから楽にしてあげてほしい」

入院4日後の深夜、遠藤さんは、母の財布の中にあった健康保険証の裏面を看護師に示し、臓器提供の意思を示した。

「ママの願いをかなえてあげたい」

娘は迷い、母に問いかける
「本当に臓器を提供していい？」

看護師たちは途端に慌ただしくなった。翌日には日本臓器移植ネットワークのコーディネーターの説明を受けた。ただ、遠藤さんにはまだためらいがあった。「奇跡」が起きると信じていたからだ。そんな時、緑さんの妹（遠藤さんのおば）が主治医に切り出した。

「最後に姉の脳の画像を見せてください」

遠藤さん夫婦ら近親者6人で脳のCT画像を見た。脳梗塞が進み、隙間《すきま》がないほど膨れ上がっていた。おばは言った。「これはお姉ちゃんの合図だね」

遠藤さんは決断した。

「一人でも多くの人を救い、一つでも多くの臓器を使えるように。ママ、頑張れ！」

家族全員が脳死下での臓器提供を承諾した。

母の回復への願いを込めた「頑張れ」。その意味合いが、ここから変わった。

「やめたかったらいつでも言ってください」

日本臓器移植ネットワークのコーディネーターがかけてくれた言葉も心強かった。とはいえ、心はまだ揺れ続けている。緑さんの血圧は安定し顔色もよく、何より体が温かかったからだ。遠藤さんは母に問いかけた。

「本当に臓器を提供していい？」

「ママは今、どう思ってる？」

それでも臓器提供を貫いたのは「ママの強い願い」があったからだ。緑さんが残した固い意志が家族を鼓舞し、その決断を揺るぎないものにした。

2度の法的脳死判定を経て臓器摘出手術へと進み、心臓と腎臓、眼球が計5人に移植された。遠藤さんは妹と手術室の隣室で立ち会った。その病院では7年ぶりの臓器提供だと聞いた。

「ママはすごいことをしたんだ」

改めて母を誇りに思った。家族の胸に去来したのは、切なさや悲しさ、そしていくばくかの安堵感だった。

「ママの思いをかなえられてよかった」

緑さんが亡くなり、遠藤さんは日常に戻った。「母の死を乗り越えよう」。そう心に言い聞かせ、前を向こうとすればするほど、母の面影を追ってしまった。

――ママに人間ドックを勧めていたら。

――病院に行くよう説得していたら。

後悔と喪失感に追い立てられ、突然涙があふれることもあった。

――人に会いたくない。

――頑張ったところでどうにもならない。

悲嘆が深まり、心身共に追い詰められた。出口のないトンネルに迷い込んだかのよう――。そんな心境が徐々に和らいでいったのは母を失ってから1カ月ほどたってからだった。

母の仏前で思った。

「ママが事故に遭ってからずっとつらく、これからも前向きになれないかもしれない。でも無理して頑張る必要もないかな。悲しい気持ちと付き合うしかないな」

肩の重荷が下りたように、苦しみが引いていった。家族が欠けた寂しさとやりきれなさを認め、〝共存〟するすべが分かったような気がした。

届いたレシピエントからの感謝の手紙

緑さんの臓器提供から数年の月日が流れた。

子育てや仕事、家事などに追われ、緑さんのことを忘れることが増えてきた。一方で、喪失感や寂しさの渦に突如のみ込まれ、止めどなく涙があふれる時もある。

ある日、レシピエント（臓器を提供された人）から謝意が込められた「サンクスレター」が届く。

緑さんの心臓を移植された人が元気になり、腎臓移植を受けた人は人工透析から解放され――。そんな近況を知ると「ママはまだ生きている」と実感できた。

「ママの心臓をもらった人は強いんだろうな」「目は2人に移植され、別々のものを見ているのかな」「ママを大切に思ってくれるレシピエントがいる」「いつか会えたらいいね」

そんなことを、親しい人に話せることがうれしい。

「母は誰かと共に生きています。それは私たち家族にとって大きな希望です。母の死は悲しくても、母の臓器で生きられる人がいることがうれしい。臓器移植を受けた人も苦しみから解放されてうれしい。その周りの人ももちろんうれしい。こんな素晴らしいことはありません」

家族を失った悲嘆の先に多くの人の「うれしさの連鎖」があった。亡くなった「その先」を見ると、悲しみは半分減り、それが希望へと変わっていった。

「ママが死んだら使えるものは全部使って」

母が日常生活の中でそう繰り返し伝えていたからこそ「ママの願いをかなえられてよかった」と今改めて、思う。

「母がいないことは寂しく、つらいことだからこそ臓器提供をした意味をつくり出していかなければと思うようになりました。歩みは止めません」。遠藤さんはそう誓い、こう願う。「生きている限り生老病死は避けられない。人は必ず死ぬ。その時は突然やってくる。だからこそ一人でも多くの人に家族や大切な人と臓器提供について話す機会を増やしてほしい」

ゆえに、積極的に講演を重ねて発信し、意思表示と臓器提供の重要性を訴え続けている。その言葉一つ一つに、緑さんの思いが息づく。母娘は〝二人三脚〟で歩み続ける。

「今、すごく充実しています！」

まなじりを下げる遠藤さんの表情が、写真に残る緑さんの笑顔と重なって見えた。

母の臓器提供が人生の転換点に

この体験は、その後の遠藤麻衣さんの人生も大きく変えることになった。実は遠藤さん自身、十数年前、骨髄移植のドナーになったことがあった。

緑さんの臓器提供から3カ月後の秋、地元団体の会合で講演した。テーマは「骨髄移植について」。遠藤さんは23歳の時、献血をきっかけに骨髄バンクの存在を知り、その3年後にドナーとなったのだ。そのドナー体験と共に、母の臓器提供のことも話した。

骨髄移植は白血病など血液疾患の治療法だ。同じ型の白血球を持つほかの人の骨髄液を静脈から注射して正常な骨髄の細胞を増やす。

「私でもできることがありました。医療従事者でなくても健康なら人の命を救えるのです」

提供先は分からないが、患者の家族からは手紙が届いた。その文面からあふれる感謝の言葉に「役目を果たせてよかった」と喜んだ。

会場で、遠藤さんのドナー体験を聴いていたスーツ姿の男性から話しかけられた。生命保険会社の管理職だった。

「今の話、僕のオフィスでしてくれませんか」

1週間ほど後に会社を訪ねて講演すると「うちで働いてくれませんか」と声をかけられ

た。遠藤さんはそれまで10年間専業主婦だった。「大変そうだから」と一度は断ったが、会社からの説得で翌年4月、営業職の正社員として入社した。

そこでは「やるなら徹底的にやる」と一から保険を学び、自分の体験のエッセンスも加えて仕事に没頭した。やりがいを感じた。

振り返れば、骨髄移植のドナーになったのも母の存在が大きかった。その母は今もレシピエントと共に、そして遠藤さんの心の中で生き続けている。

「臓器提供の意思を示す母の思いに同調し、『生きているうちに人の役に立ちたい』との思いが膨らんでいきました。だから私は骨髄移植のドナーになりました。（保険の営業の仕事は）人生に関わる大変な仕事だけれど、やりがいがあります。この仕事につけたのも母のおかげです」

遠藤麻衣さんインタビュー

「病院が臓器提供の選択肢を示した方がいい」

遠藤さんの思いを、移植の現状とあわせて聞いた。

臓器提供を考えること＝命と向き合うこと

――臓器提供時に「説明が長い」「待たされた」など不安や不満はありましたか。ドナー家族へのケアは十分でしたか。

遠藤　不安や不満はありませんでした。ギリギリまで苦悩するので、丁寧に説明してくれてむしろよかったぐらいです。日本臓器移植ネットワークのコーディネーターも何かと気にかけてくれ、提供から1年後は自宅にも来てくれました。感謝しています。

――臓器提供の選択肢を示すかどうかは病院でまちまちです。法的に標準化をした方がいいと思いますか。

遠藤　した方がいいと思います。私は病院から臓器提供について何も聞かれず、自分から母の意思を伝えました。幼いころから何度もそれを聞いていたため、ふと頭をよぎったのです。でも、混乱した状況の中で思い出すのはやはり至難です。（故人の）臓器提供の意思を後々知って、後悔するご家族もいると聞いたこともあります。選択肢を示すことがスタンダードになってほしいと思います。

――選択肢はどのタイミングで示すのが適切だと思いますか？

遠藤　できるだけ早いタイミングで延命治療と共に示してほしい。心の負担が全く違い、苦しまずに済むからです。時間があれば冷静になった時に（臓器提供について）考えられますが、ギリギリだと混乱します。私の場合も早い段階で示してくれたら「はっ」と気づいたと思います。

――緑さんが臓器を提供する意思を示していたからこそ、提供なさったのですね。

遠藤　幼いころは母の意思を聞かされても今ひとつピンとこず、「ふーん。分かった」と応じていましたが、言葉の重みは年を重ねるにつれて分かってきました。「私も生きているうちに、苦しむ人の役に立ちたい」と骨髄移植のドナーになるきっかけにもなりました。

――臓器提供と向き合うことは、命や生き方について考えることと同義です。

遠藤　臓器提供を考えることは命と向き合って、その尊さに気づく機会にもなりました。4人の子どもたちにも日常生活で臓器提供の意味や命の重さを伝えていますが、年齢なりに理解してくれていると感じています。

母はもういません。でもその生き方と教えは家族の中に生きています。今思うと、母は臓器提供の話をすることで「命と向き合いなさい」と伝えたかったのではないかと思うのです。

――臓器提供の意思を家族で話し合っておく意義は大きいですね。

遠藤　そう思います。人はいつ事故に遭うか分からないからこそ、日常生活の中で話しておくことが大切です。それが後々に家族を救うことになるのです。「明日でいいや」ではなく、今日話し合ってみてほしいです。

ドナーや家族に優しい社会になってほしい

――遠藤さんは臓器提供のドナー家族であり、自身も骨髄移植のドナーです。社会に伝えたいことはありますか。

遠藤「すごい人がいるね」で終わらないよう、自分に置き換えて考えてほしい。そのために、臓器提供の意思表示と骨髄移植のドナー登録の重要性、双方の重みを知っている私が多くの人に伝えたいと考えています。でも、どうすれば人を巻き込んで動きを作り出せるか……。難しいです。

――レシピエントと会ってみたいですか。

遠藤　会いたいです。「生きていてくれて、ママを大切にしてくれてありがとう」と伝えたい。現段階では会うことが許されないので歯がゆいです。きっと「臓器をもらって申し訳ない」と思っているレシピエントもいるはずです。私たち家族が「臓器を提供できてうれしかった」と発信することで、慰めになるのではないかとも考えています。

――日本には臓器移植への偏見が残り、提供したことを隠さざるを得ない人もいます。ドナーとその家族を敬う文化が醸成されていません。

遠藤　臓器提供の意思は「人の役に立ちたい」との純粋な思いの発露です。一方で、その決断には本人だけでなく家族の苦悩や葛藤があります。それを乗り越えたドナーとドナー家族に優しい社会になってくれればいいなと願っています。

5分前まで元気だった夫
残した一枚のカード　家族の重い「決断」

原澤美智子さん（65）

もし、かけがえのない家族が突然終末期を迎えたら——。東日本に住む原澤美智子さんはそんな「あり得ない」と思っていた経験をした。「5分前まで元気だった」という夫の幹雄さん（当時45歳）が突然倒れ、帰らぬ人になったのだ。戸惑い、苦悩、悲嘆……。心身共に追い込まれた美智子さんを救ってくれたのは、夫が残した一枚のカードだった。

「すべての臓器を提供する」一枚のカードに込められた夫の意思

ある夏の日。夫が自宅で突然倒れた。救急車を呼んだ美智子さんは病院へ向かう途中、心の中で叫んだ。

「さっきまで元気だったじゃない！」

夫はその日に限って体調不良で病院に行く予定だった。持病などはない。医療系会社の部長職を務め、仕事も順調だった。アウトドアを愛し、子どもを釣りや磯遊び、ゴルフなどに連れ出した。「勉強以外は何でも教える」。そう笑顔で話していた元気な夫がなぜ倒れたのか――。思い当たる節はなかった。

地元の病院に搬送された夫の診断は心筋梗塞だった。美智子さんは駆けつけた長男の大幹さん（当時高校1年）と長女の美鈴さん（同中学3年）に動転しながら伝えた。

「お父さん、死んじゃうかもしれない」

蘇生措置で心臓の拍動が再開したが、夫の意識は戻らない。顔は赤く、苦しそうだった。翌朝、病院長から告げられた。「うちの病院ではどうすることもできません」

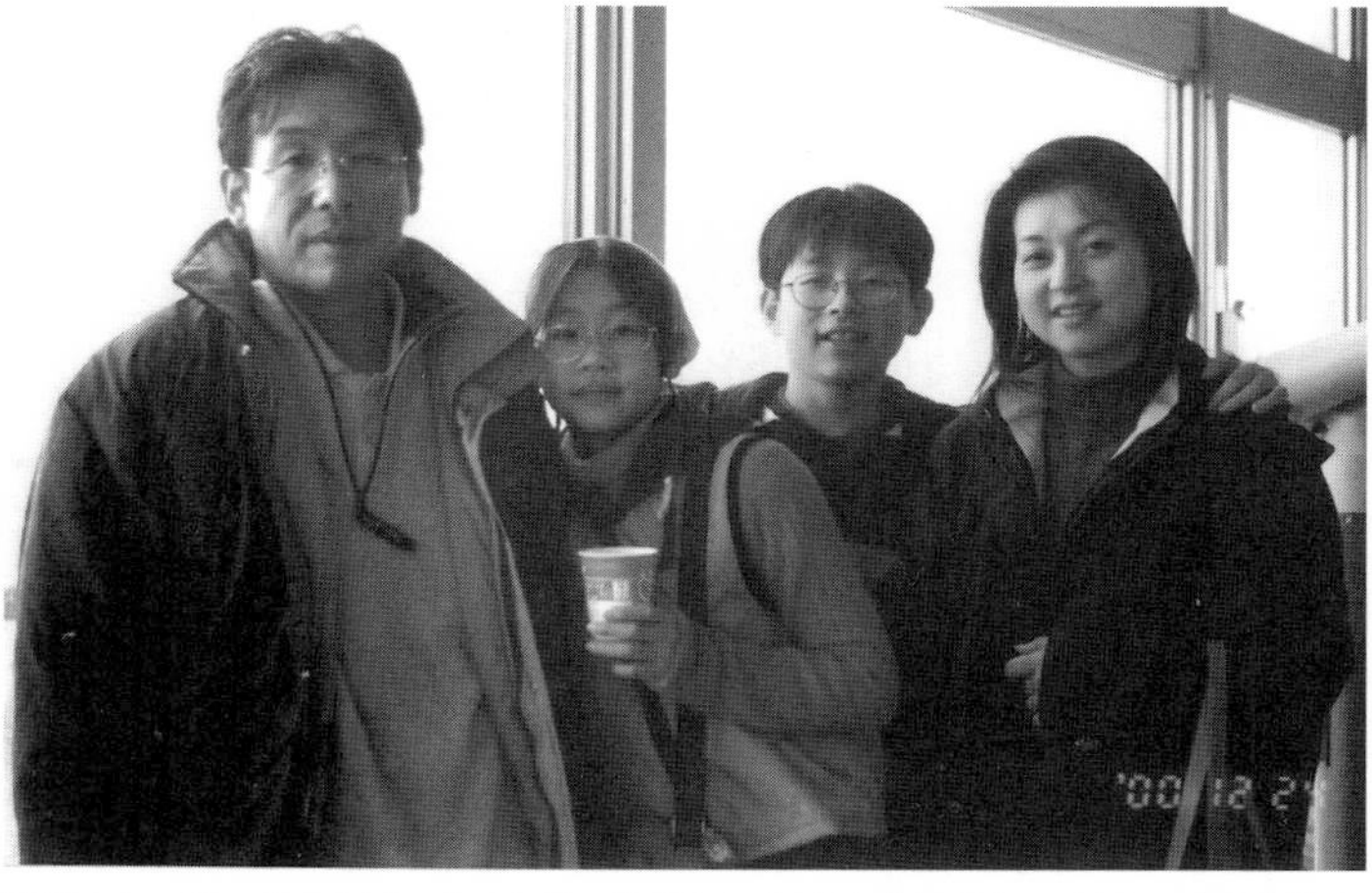

原澤さん一家の家族写真。在りし日の幹雄さん（左）と美智子さん（右）、長男大幹さん（中央右）、長女美鈴さん。穏やかな表情が印象的だ＝家族提供

隣町の大都市にある総合病院へ転院すると、受付の事務職員から尋ねられた。「こちらのカードはお持ちですか?」。示された6種類のカードの中に、見覚えのある黄色いカードがあった。夫のクラッチバッグを開けて探すと、釣具屋のポイントカードなどと共に入っていた。「臓器提供意思表示カード」だ。

夫からカードを見せられたのはその4年前のことだった。「ほら!」と得意げに示すカードには脳死、心停止時に全ての臓器を提供する——と印があった。コンビニエンスストアでもらってきたという。

「(臓器を)全部あげるの?」

「死んだ後のことなんだから、一つでも二つでも、みんなあげたって分からないし、一緒だよ」

温かく、頼もしい。夫らしいと美智子さんは思ったという。それからは夫と臓器提供の話をしたことがなかったものの、カードを見た瞬間、そんな夫とのやりとりを思い出したのだ。

「持っています」

このカードを使う日が来るとは……。現実味がなかった。

医師は低体温療法をはじめ、できる限りの救命措置を施した。しかし、体が治療に耐えられず、美智子さんにも厳しい容体がのみ込めた。そんな時、ずっと付き添ってくれていた看護師長から声をかけられた。

「移植コーディネーターの話を聞いてみますか?」

迷わなかった子どもたち

一人での判断はあまりに重い。長男、長女に問いかけた。「お父さん、意思表示カードを持っていて提供する臓器に全部丸が付いているんだけど」。2人は迷いなく答えた。

「使えるのなら使った方がいいよ」

「お父さん、自分で意思表示しているし……」

2人は学校の授業で臓器提供の話を聞いたことがあったという。2人の考えに、美智子さんは驚き、頼もしさを覚えた。

家族3人の考えは固まったが、大きな心配事があった。夫の母、義母だ。息子に先立たれる悲しみと臓器提供することへの葛藤に耐えられるのか――。「私なら絶対に無理だ」と美智子さんは思った。

翌日、義母や長男長女らも交えてコーディネーターから説明を受けた。話は2時間以上続いた。美智子さんは夫に付き添い続け、心身の疲労は限界に達していた。

決断の時が来た。

コーディネーターが問う。

「どうされますか」

誰も答えない。答えられないのだ。静まり返った病院の一室で、長男が美智子さんをつついて促す。

「お母さんが言うんだよ！」

「私が言うの？」

そんな時、義母が口を開いた。

「息子がお役に立てるのであれば、どうぞお使いください」

その言葉に美智子さんの葛藤が消え、心がスーッと軽くなるような気がした。

手術室で医師らが最敬礼
長女も「お父さん、すごい！」

「一親等のお義母さんと子どもたちがそう言うのだったら、私が何か言うことではない」。

全員で納得し、印を押して提供を承諾した。その日は美智子さんの誕生日だったが、心は乱れていた。

「何でこんな日に、つらく大変な決断をしなければいけないのだろう」

夫の容体は安定していたが、心臓の停止時間が長かったため無酸素性脳症となった。そのため、提供できたのは腎臓と眼球だった。脳死下と心停止下、いずれでも提供できる臓器は変わらないため、心停止下での提供を選び、4人の患者に移植されることとなった。

手術室には美智子さんと長男長女の3人で向かった。向かう途中であいさつをしてくれた看護師はみんな泣いていた。

手術室には医師ら関係者が23人いて、手術衣の医師らに最敬礼され、鳥肌が立った。コーディネーターがつぶやいた。

「旦那さん、すごいことをしたんだよ」

「お父さん、すごい!」という長女の言葉を美智子さんは覚えている。

美智子さんが振り返る。

「臓器提供まで不思議な感じでつながっていきました」

最初に運ばれた病院で夫の心臓の拍動が再開した。転院先が臓器提供できる施設だった。病院が意思表示カードの有無を聞いてくれた。そして、夫のカードがあったから家族全員で納得し、提供を承諾できたのだ。

「どれ一つ欠けても提供する決断には至らなかったかもしれません」

病院にも感謝している。

「余裕がなく、混乱していました。病院が（意思表示カードの有無を）聞いてくれなかったら、夫のカードを思い出せないまま意思をかなえられず、後悔ばかりが残ったと思います」

自宅で倒れた幹雄さんは、臓器を提供することで苦しみの中にあった誰かを救った。お父さんの意思をかなえられてよかったね――。家族には一家の大黒柱を失った悲しみと共に、前向きな気持ちも芽生えていた。

初七日に3人で撮った家族写真には、みんながほほえむ姿が写っていた。

原澤美智子さんインタビュー

「夫は今も誰かの中で生きている」

原澤美智子さんはこの体験を経て、臓器移植についてどう考えるようになったのか。「その後」について聞いた。

意思表示カードは「最後の手紙」

――提供を受けたレシピエントとのつながりはありますか。

原澤　サンクスレターが届きました。それを読んで、夫は今も誰かの中で生きている、苦しむ誰かを助けたんだととてもうれしくなりました。臓器提供しないまま夫が灰になっていたら、私たち家族は心の整理がつかなかったと思います。臓器提供はドナー家族にとっても「救い」となります。

――意思表示カードの役割は大きかったのですか。

原澤「夫の意思をかなえたい」と家族みんなで納得して提供できたので救われたのです。当時は苦しかったのですが、臓器を提供できたことは私たちの癒やしになりました。夫が残してくれたのはただの「黄色いカード」ではなく私たち家族にあてた「最後の手紙」だったのです。

――その後の人生にどう影響しましたか。

原澤　私たちドナー家族の心のよりどころとなり、元気に生きる秘訣《ひけつ》にもなっています。人生は誰かのために生きることに価値があると考えています。その誰かと関わりを持つことで世界が広がっていくのです。ありがたいことに講演活動に呼んでいただく機会も多く、全国を駆け回ってドナー家族の立場から臓器提供や意思表示の重要性を伝えています。その点でも、夫のお陰で未知の分野の人たちとも交流を持て、世界が広がりました。「誰かのために」と決めた臓器提供でしたが、結局自分のためでもあったのです。

――先進国の中でも日本ではドナーを敬う文化が醸成されていません。

原澤　たしかにドナー家族が胸を張って「臓器を提供した」と言える社会ではありません。（ドナーになることを提案したら）厳しい言葉を投げかけられた人もいるし、周りを気にして公表できない人もたくさんいます。臓器提供はいいこと、と社会全体に認めてほしいと思います。

――臓器提供できるのは「5類型施設」といわれる大病院に限られます。臓器提供を目的とした転院も現行の改正臓器移植法の質疑応答集で「控えること」とされています。

原澤　運ばれる病院によって臓器提供ができたりできなかったりと差が出るのはおかしいと思います。「提供したい」と考えている誰もがその意思をかなえられるようにしてほしい。

――臓器移植法が施行されて2022年で25年がたちましたが、提供が年100件前後で頭打ちです。「移植医療に関する世論調査」（2021年、内閣府）でも臓器移植の意思表示をしている人は10・2％と低調です。

原澤　医療関係者でさえ意思表示している人が少ないと聞いています。その現状は残念です。不慮の事態はいつ起きるか分かりません。そして、終末期状態となった時に決断を迫られるのは家族なのです。自分のためではなく、家族のためにも意思表示カードを持ち、意思を示してほしい。家族とも話し合っておいてほしい。そうしておけば万一の時でも「本人の意思だから」と家族が全員納得して決断することができます。

第4章

小児心臓移植ルポ
——子どもの命に向き合う親の悲壮な覚悟

我が子に生きてほしい……願いを阻む厳しい現実

国内移植か海外への渡航移植か——。心臓移植が必要な我が子の命を救う親の選択肢はこの二つしかない。ただ、ドナー（臓器提供者）待ちの国内移植はいつになるか分からず、命のリスクが伴う。一方、渡航移植は億単位の費用がかかり、近年は寄付金でまかなうケースも多い。その詳細はベールに包まれている。

この章では、子どもが心臓移植を待機した経験を持つ3組の家族にお話を伺った。まずは、実際に米国へと渡って心臓移植を受けた2組の家族。「苦労は相当のものだったろう」。そんな思いを胸に耳を傾けたが、国内での準備にも、そして渡米後の日々にも想像以上の困難が待ち受けていたことを思い知り、しばしば言葉を失った。

「子どもに生きてほしい」。親として当然の思いをかなえるためには、ここまでしなければならない。そんな現実に打ちのめされたのだった。そもそも、日本で臓器提供制度が整っていれば、しなくてもよい苦労である。

また、国内で心臓移植を待機したものの、力尽きた4歳男児のご家族にもお話を伺うことができた。

3年以上〝その日〟を待ったが、間に合わなかった。苦しみ、弱りゆく我が子と向き合ったお母様の話に、胸を締め付けられるような苦しさを覚え、涙を禁じえなかった。「米国やスペインなど臓器移植が一般的な医療として存在する国であったなら、生きられたのではないか。日本だから移植を受けられなかったのではないか」。そんな無念の思いで満たされると共に、ここまでさせてしまった社会の構成員として心苦しかった。

小児渡米移植や国内での移植待機の実際から見えてくるあまりに酷な現実は、紛れもなく「医療大国ニッポン」の一側面なのである。

もし自分の子どもが心臓移植でしか生きられないと告げられたなら——。

そんなことを頭の片隅に置いてお読みいただけるとありがたい。

生か死か――岐路に立った愛娘
両親が渡航移植を決断したわけ

佐々木あやめちゃん（8）
父・幸輔さん（35）
母・沙織さん（36）

重度の心臓病を患い、生きるためには移植以外に手立てがなかったあやめちゃんは、家族と共に渡米し、2018年に米国のコロンビア大学病院で心臓移植を受けた。術後に無事回復し、帰国を遂げて小学2年生になり、元気いっぱいに過ごしている。

あやめちゃんと家族はどのような歩みをたどったのか、つぶさに振り返る。乗り越えても、乗り越えても、なお、あまたの困難が待ち受ける渡米移植の実際をぜひ知っていただきたい。

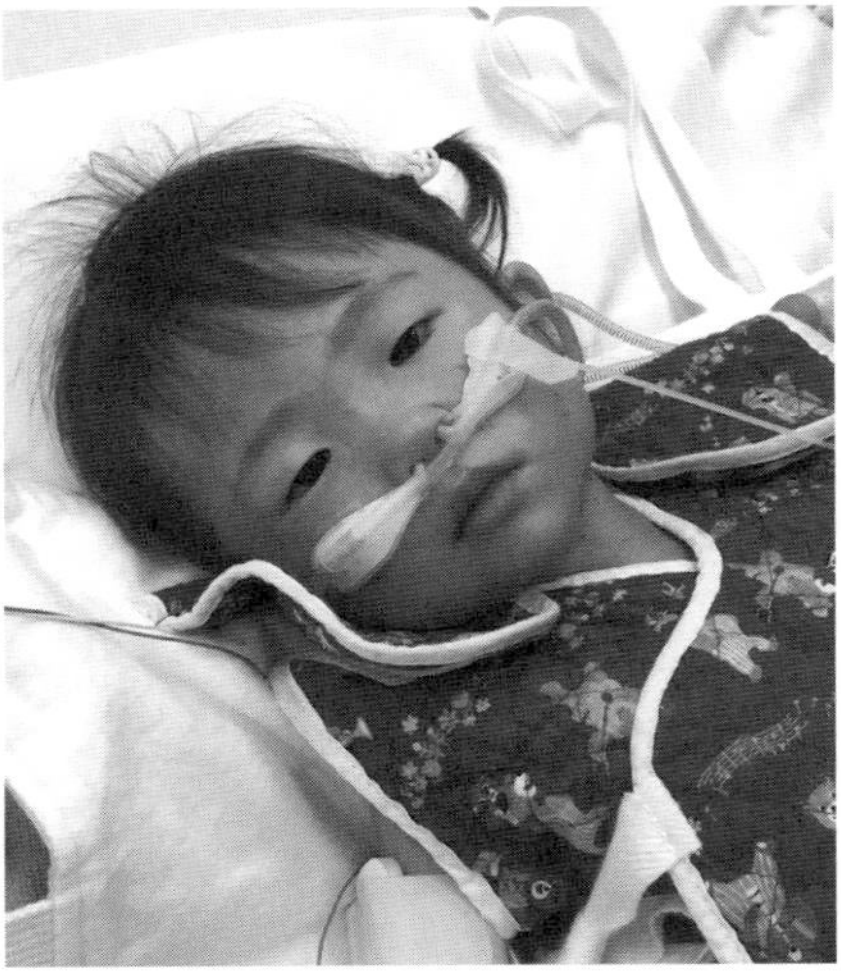

生まれつき心臓疾患があった佐々木あやめちゃん。幼くして生死の分かれ目を経験した＝家族提供

「あやめを諦めたら、生きてはいけない」

神奈川県川崎市の会社員、佐々木幸輔さんと沙織さん夫妻の次女、あやめちゃんは食べることが大好きで、地元のクラブで卓球とサッカーに熱を上げる。

「もう少しおとなしくしてくれても……」。手術から5年が経過し、沙織さんがそう苦笑いするほど元気だ。移植された心臓に拒絶反応も見られない。

現在は埼玉医科大学国際医療センター（埼玉県日高市）への定期外来受診と年1回の検査入院だけでほぼ事足りている。沙織さんは感慨深げに語る。「あやめが生きていると日々実感できる。そのたびにドナーさんとそのご家族への感謝と敬意を新たにしています」

移植前はランドセルを背負う姿を想像できなかった。

「今は中学校の制服姿も思い描けます」

2016年、あやめちゃんは生死の分かれ目にいた。

生まれつき心筋がうまく育たない「左室心筋緻密化障害」を抱え、重度の心不全へと悪化した。1歳半で医師から告げられる。

「心臓移植しか助かる道はありません」

移植を推したのは沙織さんの方だった。厳しく険しい道だと分かっており、心も揺らいだ。「両親の意思だけでつらい治療を続けさせていいのか」。病院の医師からも「移植後の生活も楽ではない。家族がうまくいかなくなるケースも散見される」と厳しい現実を聞かされた。

「それでも、あやめの命を諦められなかった」

実は沙織さんはその2016年に第3子を死産していた。「4人子どもがほしい」と願っていただけに、泣きじゃくり、あやめちゃんをも失う夢にうなされた。

「子どもを亡くしていたから、いろんなことが具体的に思い描け、その苦しみを二度と味わいたくなかった。あやめを諦めたら、もう生きていけないと思った」

補助人工心臓で命をつなぐ日々 分からぬ生存率

2016年11月、あやめちゃんは移植まで命をつなぐ小児用体外型補助人工心臓「エクスコア」の導入手術を受けた。埼玉医科大学国際医療センターで1台、運良く空きが見つかったのだ。

エクスコアは、小型冷蔵庫ほどの大きさの駆動装置（ポンプ）と体をチューブでつなぎ、心臓が血液を全身に送る働きを助ける。ドイツの医療機器メーカー「ベルリンハート」社製で、新生児や乳幼児に使える世界で唯一の補助人工心臓である。日本では２０１５年６月に販売が承認され、同年8月に保険適用となり、以前よりは国内で移植を待機しやすくなった。しかし、１台約４０００万円と高価で、管理費も年５００万円程度かかる。看護師や技師など人手も必要なうえ、子どもの心臓移植の絶対数が少ないこともあって置いている病院も限られ、国内稼働は30台程度にとどまる。ゆえに、見つけることさえ至難だった。

エクスコア導入後のあやめちゃんは見違えるように元気になり、食欲が戻って体重も増えた。

一方で、同センターへの転院直後、改めてエクスコアを装着して子どもが心臓の移植を待つことの厳しさを突きつけられた。医師は、装着後の平均生存率をこう告げたのだ。

「分からない」

エクスコアを装着すると、血栓ができて脳出血へとつながる恐れや感染症リスクが生じる。そもそも、移植先進国での使用を念頭に、装着は半年〜１年程度を想定している。しかもあやめちゃんは埼玉医科大学で初めてエクスコアを装着した患者で、医師も「国内では小児心臓移植が極めて少なく渡航移植でないと厳しい」と国内待機に慎重だった。

実際、２０１６年末時点で18歳未満の臓器提供数は15例にとどまり、両親も「国内待機だと助かる可能性が低い」と考えていた。

あやめちゃんの4歳年上の長女の存在も気がかりだった。両親があやめちゃんにかかりっきりになったことから、孤立感を深め、精神的にも限界だったようだ。

「あやめなんか、あやめなんか……」

感情を抑えられない長女のメンタルケアを考えると、猶予はなかった。

沙織さんは決断した。「国内では待てない。渡米移植以外、道はない」。一方の幸輔さんは心の整理がつかぬまま、「グレーの状態」でその決断を受け入れたという。

多額の寄付金に「あやめの命は私たちだけのものではない」

埼玉医科大学の医師らも理解を示し、米国のニューヨークにあるコロンビア大学病院での受け入れが決まった。が、高い壁が立ちはだかる。

渡航移植は保険の適用外で医療費助成などなく、全て自己負担だ。医療用チャーター機の手配もあり、必要経費は3億円を超えた。到底、個人ではまかなえない。夫妻が周囲に相談すると、幸輔さんの勤め先の同僚らが２０１７年4月に「あやめちゃんを救う会」を結成し、募金を始めてくれた。

目標金額は3億1000万円。夫妻は動揺したが、幸輔さんの勤め先や地域の全面的な協力もあり、3億2700万円が集まった。2カ月ほど休職して募金活動に専念した幸輔さんが振り返る。「草の根活動だけだったので、なかなか集まらず苦労しました。会社やライオンズクラブの皆さんのお陰で達成できました。あやめの命は私たちだけのものではないと痛感しました」

2018年1月9日、渡米の日を迎え、幸輔さんが付き添った。出発前から緊張感に包まれる。羽田空港（東京都大田区）でのチャーター機への搭乗時、命脈を保つエクスコアを一時的に外さざるを得ず、その間は医師が手動のポンプで血液を全身に送る必要があったからだ。幸輔さんが当時の心境をこう述懐する。

「ポンプの見た目が自転車の空気入れのようで、『大丈夫かな』と不安でした」

13時間のフライトも気の休まる時はなかった。リハビリを難なくこなし、元気だったあやめちゃんを座席に着かせた。だが、ポンプをつけたまま立ったり座ったりと片時も落ち着かない。埼玉医科大学の医師と看護師ら6人が同行したが、幸輔さんは一睡もできなかった。「ニューヨークに着いた時にはヘトヘト。まるで『地獄』でした……」

沙織さんは長女と共に、先に渡米しており、2人を待ち受けた。

あやめちゃんの心臓移植を待つため、ニューヨークでの生活が始まった。渡米したものの、先は全く見通せなかった。

そんな心配をよそに、あやめちゃんは入院先のコロンビア大学病院でも活発に動き回り、看護師から「こんなに元気な子は初めて」と驚かれるほどだった。

食欲も旺盛。病院食は、チーズグリドル（パンケーキ）、マカロニチーズ、ハンバーガー、サンドイッチ、マッシュポテト――と日本では考えられないような高カロリーのメニューが並んだが、喜んで食べた。沙織さんが振り返る。

「アイスクリームも好きなだけ注文でき、食べ放題。しかもあやめがかなりの量を頼んで全部食べるので言葉を失いました……」

まず、移植の待機登録を済ませた。多民族国家の米国では、ドナーの約10～15％が米国籍ではないため、各医療施設が前年度に施行した心臓移植数の5％を外国籍に優先配分できるルールがある。とはいえ、米国籍を持つ人と比べて移植を受けられる可能性は低くなる。医師が告げた。

「移植まで3～4カ月程度。でも冬はドナーが出にくいから半年はかかるかもしれない」

沙織さんは渡航移植に巨額の費用がかかることへの根強い誤解や偏見があることを悲しむ。「待っている人の順番を抜かすために巨額の費用を払っているわけではありません。

そもそも米国籍のあるなしで並んでいる列が違うのです」

１ＬＤＫのアパートが月約50万円
残金わずかの寄付金に食費切り詰めも

病院では、夫妻は１日ごとの交代で、あやめちゃんに24時間付き添った。近くに１ＬＤＫのアパートを借り、長女は日本人学校に通った。アパートは古く、安普請でよく雨漏りもしたが、家賃は月に約50万円かかった。

寄付で集まった３億２７００万円はギリギリの金額で、ほぼ医療費やチャーター機代に消えた。残金もわずかとなり、病院食の残りのパンやマーガリン、ケチャップなどを持ち帰り、切り詰めた日々を送った。米国籍でないため銀行口座を開設するにも苦労した。

一方、病院での付き添いは驚きの連続だった。病児にとって快適な環境が整っており、プレールームが充実。おもちゃも多く、重い病気で入院中の病児らに寄り添う「ファシリティードッグ」もいた。誕生日は盛大に祝う。あやめちゃんの命をつなぐ「エクスコア」に注意をしながら、院内で三輪車にも乗れた。

付き添いへの配慮もこまやかで、スタッフがリハビリ用のマットを差し出して「これに座ると楽だよ」と勧めてくれたり、テーブルを出してくれたりもした。

病児のきょうだい児だけが入れるプレールームのイベントも多彩だった。放課後に病院に顔を出す長女に対してもスタッフが「遊びに行こう」とフレンドリーに誘いに来たり、おもちゃをくれたりした。

慣れない異国生活で心身共に疲弊していた長女はこうした〝特別待遇〟に喜び、沙織さんも感謝した。

「あやめで手いっぱいで、長女に構ってあげられなかったので、ありがたかったです」

病児と家族を第一に考える米国の病院に窮屈さはなかった。幸輔さんは「入院中でも子どもが子どもらしくいられ、〝人〟として大切にしてもらえました。『日本の病院もこうだったらいいのに』と思うことが多くありました」と振り返る。

とはいえ、先の見えない待機生活は続いていた。

「いつ終わるのだろう」

「あやめは本当に移植を受けられるのだろうか」

夫妻の心身が追いつめられていった。あやめちゃんの後に渡米した日本人の子どもが先に移植手術を受けたこともあった。沙織さんは「その子の状態があやめより悪く、素直に喜べた」と胸をなで下ろす一方、「あやめはどうなるんだろう」と心は揺れ、涙を流した。

渡米から4カ月が過ぎ、医療者らが「こんなに（ドナーが）出ないのはおかしい」といぶかしむようになった。沙織さんは日米の移植医療の違いにカルチャーショックを受けた。「日本では数年単位の長期待機が当たり前。米国では臓器移植が一般的な医療として機能しているからこそ、4カ月が長く感じられるのだと思いました」

手痛いアクシデントもあった。渡米約5カ月後の2018年6月、沙織さんの腹部を激痛が襲い、「卵巣のう腫で危険な状態」と診断されたのだ。「あまりの激痛で、思い出したくないほどつらかった」。緊急手術を受けて事なきを得たが、その医療費は700万円を超え、渡米時に入った医療保険でまかなった。

時がたつにつれて焦燥感が募るものの、待てど暮らせど動きはない。あやめちゃんもいつまで元気でいられるか分からない。

ドナーとの巡り合わせは時の運だ。そう分かってはいるが、亡くなり、ドナーとなる子どもやその家族のことを思うと、胸が締め付けられた。心を擦り減らす日々はいつまで続くのか――。落胆にも似た感情さえ芽生え始める中、〝その日〟は唐突に訪れた。

見えてきたゴール「あやめは生きられる」

渡米から半年がたった2018年7月のある日の朝、病院であやめちゃんに付き添っていた沙織さんに、看護師が笑みを浮かべ、声を弾ませながら話しかけた。

「今、先生が来るからね！」

主治医が現れると、ぎゅっと抱きしめてくれた。

「さあ、手術だ」

医師や看護師が代わる代わる抱きしめる。ただ、夫妻の心に再び複雑な感情がよみがえる。「数時間前に亡くなった子どもがいるからあやめが移植を受けられる。素直に喜べない」

そして、夫妻は、米国では臓器移植が「ハッピーなこと」と受け止められていることを強く実感した。

「手術中に脳死となった場合は臓器を提供する」と書かれた書類に〝イエス〟とサインした。もとより米国での移植待機中、あやめちゃんに万一のことがあったら、そのつもりだった。

手術前には子ども向けレクチャーがあり、幸輔さんと沙織さんも手術室に入って手術直前まで付き添えた。大切にしていた犬のぬいぐるみも持ち込めた。「あの上に（ドナーの）

心臓が置かれているよ」。医師の言葉に驚いた。

死のふちにいた我が子の移植が、ようやくかなう。ゴールが見えてきたことの安堵と共に、異国でのぎりぎりの日々に沙織さんから本音が漏れた。「やっとお金の心配をしなくて済む」

幸輔さんは移植の実感が湧かず、思わず口にした言葉は「まじか！」だった。

移植手術は12時間近くかかったが、無事成功した。「心臓が癒着していて大変だった」と医師は告げた。夫妻は手術を終えた看護師たちがハグしてくれた時に初めて実感がじんわりと湧いてきた。

「あやめは生きられる。私たちもあやめの将来を思い描くことができる」

麻酔が覚めた途端にあやめちゃんは体を起こされた。ドレーンもすぐに抜かれ、呼吸器も外された。術後の経過がよかったからだろう。

ただ一点、移植された心臓が斜めに入れられていたことに納得がいかなかった。これまで命をつないできたエクスコアのチューブが入っていた部分の縫合も丁寧ではなかった。沙織さんは「日本との医療技術の差を感じた」と言う。

あやめちゃんは意識が戻ると、第一声を発した。

「おなかがすいた」

食事は「何を食べさせてもよい」ので、あやめちゃんが食べたがったハンバーガーを病院近くのファストフード店で買って渡すとペロリと平らげた。懸念された拒絶反応もなく、日一日と急速な回復を遂げた。程なく一般病床へ戻ると、「（エクスコアの）ポンプがない」「機械がない」と当惑していたという。

順調に回復し、移植から約3カ月で帰国
移植を理解し、心揺れるあやめちゃん

あやめちゃんは自由に動けるようになったものの、行動範囲はベッドから半径2メートルほどにとどまった。手術前のエクスコア装着時と同じで、チューブが届く「ベッドから周囲2メートル」の世界から抜け出せなかったのだ。

沙織さんが声をかけた。「あやめ、どこに行ってもいいんだよ」。あやめちゃんは面食らったような表情を浮かべた。その後、トイレや洗面所など「未知の場所」を好み、行動範囲を広げていった。

2018年8月1日、半ば強制的に退院させられた。まだ傷痕も生々しかったが、病院はお構いなしだった。あやめちゃんは「順調すぎるほど順調」（幸輔さん）で、毎日のよう

に水遊びをし、動物園にも行った。医師から「免疫抑制剤の効き目が強くなりすぎるのでグレープフルーツの摂取は禁忌」と言われただけで、食事も運動も自由だった。経過観察を終えて帰国できたのは2018年11月6日、渡米から10カ月がたっていた。

帰国後もあやめちゃんの〝元気印〟に拍車がかかり、やがて心臓移植をした自分の体のことを考えるようになった。夫妻も心臓移植について包み隠さず話すため、あやめちゃんは理解を深め、心が揺れるようになってきた。小学校入学後は、自ら「(私が)移植を受けたことは隠さなくていいよ」と両親に伝える一方、「なんでおなかに傷があるの?」と友人に問われて戸惑うようにもなったのだ。

入学時、幸輔さんは資料を作って新1年生の各クラスで、心臓移植をした娘のことをプレゼンした。あやめちゃんは、話に聴き入る同級生を恥ずかしそうに見つめていたという。

自身も救われた渡航移植の寄付を呼びかけるテレビニュースを食い入るように見つめ、「私も力になりたい」と志願して幾度か街頭に立つこともあった。夫妻は「心臓移植を自分のこととして考えてくれている」と感慨深い。

何があっても子どもを助けたい家族を国は見捨てないで

2023年1月、両親への取材で会ったあやめちゃんはよく動き回っていた。その姿を愛《いと》おしく見つめる沙織さんが話す。「移植待機時も、手術も、術後も順調なのは体が頑丈で食欲が旺盛だからだと思います」。幸輔さんが米国での移植待機生活を振り返る。「移植を待つ日々は本当につらいものでした。でも、誤解を恐れずに言えばうれしくもありました」

米国では、臓器移植は〝当然のもの〟で、病院では病児と家族が大切にされ、移植を受けられることは〝ハッピー〟――。移植を待つ日々で、そうした米国の移植医療の風土を知り得たからだ。

「耐え忍ぶ日本でのイメージとは異なり、移植が一般医療として存在する恩恵に浴することができました」

渡航移植には賛否がある。

国際移植学会は2008年、渡航移植を原則禁じた「イスタンブール宣言」を出した。「移植が必要な患者の命は自国で救う努力をする」。これを受けて日本でも2010年に改正臓器移植法が施行され、国内移植の後押しをした。

しかし、臓器提供の意思を医療機関が掬いきれていないことや臓器提供体制の不備などから提供数は低調のままだ。社会の理解も進んでいない。長期の待機を余儀なくされる状況は変わらない。一方、あやめちゃんが移植手術を受けた米国では、渡航移植の受け入れを否定していない。

日本で心臓移植を受けられないのなら——。夫妻が思い描くのは、巨額の寄付金がなくても移植を受けられる支援制度を国が整えることだ。幸輔さんは訴える。

「たまたま病気で生まれてきた子どもと、我が子を『何があっても助けたい』と必死になる家族を国は見捨てないでほしい。国内で移植を受けられたのなら、巨額の寄付金を集め、渡米して移植を待つ困難を味わわなくて済んだ」

しかも、日本の移植医療の技術は折り紙付きだ。心臓移植後の累積生存率は、5年93%、10年89%、15年80%（2022年8月末）——と、国際心肺移植学会の世界各国の統計と比較しても極めて高い。日本で移植を受けることに越したことはないのだ。

また、渡航移植のノウハウも持ちあわせておらず、手探りの日々もつらかった。沙織さんが待機生活を振り返る。

「米国での慣れない生活でメンタルはボロボロでした。サポートしてくれる現地の日本人団体がなければどうなっていたか分かりません」

医療費の算定も日本と異なっていた。医師が1人回診するたびに医療費が加算されていくことなど当初知らず、日本人医師が「来るのをやめるように言った方がいい」と教えてくれた。沙織さんは「レセプト（医療費明細書）を見てぞっとした」という。

固めた覚悟
オンライン署名に取り組む

国内移植へのシフトを原則としながらも、待機期間が長期に及んで生命が危険にさらされるため、あやめちゃんのように渡航移植を選ぶ家族はいる。次の項で紹介する佐藤葵ちゃん一家もそうだ。

2023年に同じコロンビア大学病院で心臓移植を受けた葵ちゃんの父、昭一郎さんと母の清香《さやか》さん夫妻も、佐々木さん夫妻に信頼を寄せてきた。沙織さんは、米国で同じような経験をする可能性がある佐藤さん一家にありのままを説明したという。

「佐藤さんが心強く思ってくださったようで、お役に立ててよかったです」と沙織さんは語り、佐藤さん夫妻も「渡航移植を具体的に考えられるようになり、とてもありがたかった」と感謝する。

幸輔さんは渡航移植を「よい選択肢だったと今は思える」と言い、そして願う。
「日本では（米国に）行くまでも、行ってからも非難されるケースが目立ちますが、米国ではネガティブなイメージのかけらもありませんでした。移植を受けることを〝悪いこと〟として後ろ向きに捉える日本の風潮が変わってほしいです。何より、日本も心臓移植が当然の選択肢として存在する国になってほしいと考えています」

佐々木さん夫妻は2023年6月、臓器移植で救われた仲間と共に、移植医療の普及や臓器提供体制の整備などを求めるオンライン署名を始めるなど、臓器移植が置かれた厳しい現状を変える活動に本腰を入れている。

求めるのは、臓器提供を望む場合に意思表示する現行の方式（オプトイン）から、望まない場合に意思表示する方式（オプトアウト）に変えるための議論を始めることなど、臓器移植を巡る環境を抜本的に改善することだ。沙織さんは力を込める。
「国内で何年も待っている患者と家族だけでなく、移植がかなわず亡くなっていった患者も多いです。日本だから移植を受けられず助からない。そんな現状を変えたいのです」

臓器を提供する意思を持つ人と、移植を受けて生きたい人をつなぐことができる――。人の心と命をつなぐ臓器移植の力を知り抜いているからこそ、言葉に覚悟が宿る。

1歳で米国へ
親の葛藤と苦渋の決断

佐藤葵ちゃん（1）
父・昭一郎さん（42）
母・清香さん（39）

生まれつきの重い心臓病を患う葵ちゃんは２０２３年８月に米国で移植手術を受け、命をつないだ。体よりはるかに大きな小児用体外型補助人工心臓「エクスコア」につながれ、空路による移動には大きなリスクが伴った。しかも円安で膨れ上がった巨額の費用は寄付金で集めるしかなかった。それらを全て乗り越えて、未来を開いた。

葵ちゃんの闘病の歩みと、我が子を救うため渡米移植にかけざるを得なかった両親の葛藤と苦悩、そして善意の募金がもたらした生きる希望とは――。

出生後に判明した「500人に1人の病」
やせ細っていく葵ちゃんと医師の宣告

佐藤葵ちゃんは会社経営の昭一郎さんと会社員の清香さん夫妻＝東京都豊島区＝の次

女として2021年10月に生まれた。3歳年上の姉（長女）がいる。出産前のエコー検査でも異常はなく、出生時の体重は4000グラムを超えた。〝健康優良児〟のはずだったが、出産翌日、医師に告げられた。「心臓から雑音が聞こえる」

精密検査で「心室中隔欠損」と診断された。生まれつき右心室と左心室を隔てる心室中隔に穴が開いていた。緊急手術は不要だったが、清香さんは泣き崩れた。昭一郎さんが言う。

「500人に1人程度の病と聞きました。何でうちの子がと思いましたが、自然に穴が塞がることもあるといい、希望は持っていました」

退院はできたが、1カ月健診で医師から

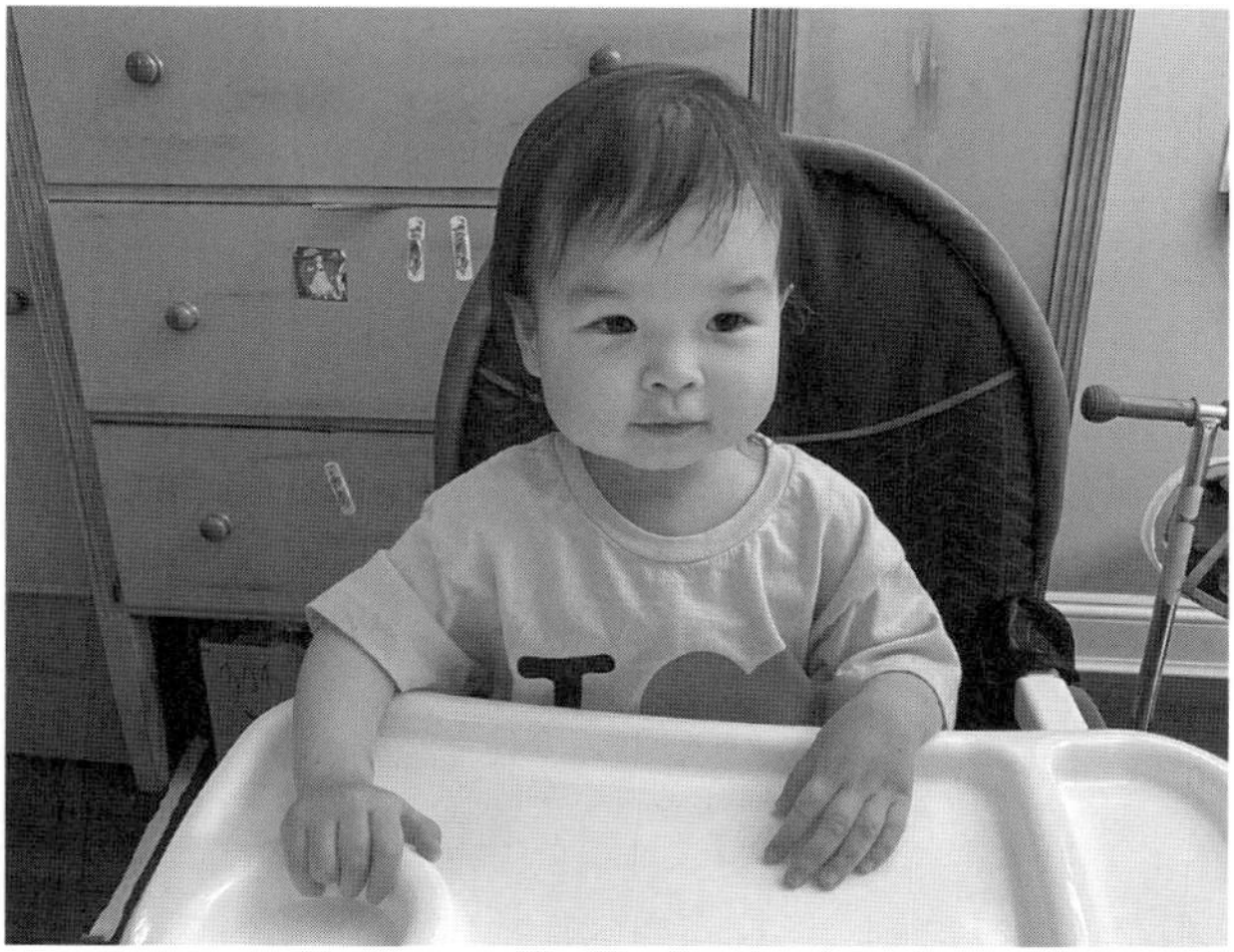

米国で心臓移植手術を受け終え、順調に回復している佐藤葵ちゃん＝2023年8月、家族提供

「手術の時期を早める必要がある」と指摘された。出産した都心の大学病院から循環器専門病院へと転院し、2022年1月に心室中隔の穴を塞ぐ手術を受けた。手術は成功したが、合併症が起きてしまう。不整脈である。このため、葵ちゃんはわずか半月後にペースメーカーを入れる手術を受けた。その後、不整脈は消えたが、生後3カ月の小さな体に装着されたペースメーカーはあまりに大きく見えた。「あどけない表情とのギャップがつらかった」と昭一郎さんは振り返る。

〝試練〟は続いた。医師から「左心室の筋肉が4割ほど動いていない」と指摘される。強心剤などで改善したため2月に退院、投薬治療で経過を観察することになった。しかし、3月にはミルクを飲む量が減る一方で、もどす量も増え、体重は生まれた直後とほぼ同じ4キロほどしかなかった。夫妻は日に日にやせ細っていく我が子の姿に胸が潰れる思いだった。

そして4月、葵ちゃんはミルクを10ミリリットルほどしか飲まなくなる。病院に駆け込むと、医師からこう尋ねられた。

「いつから入院しますか?」

2人はその言葉から、全てを悟った。

「入院まで時間的な猶予を与えられたということは、（完治や退院はできず）葵はもう厳しいということか……」

清香さんは泣きじゃくり、つられるように昭一郎さんもおえつした。

「できることはもうやり尽くした」「どうしようもない」――。医師のそんな言葉が脳裏をかすめ、2人を苦しめた。

「せめて、葵がいた証しを形として残そう」

そう考えた夫妻は長女と葵ちゃんを交えた家族写真を撮るなど〝思い出づくり〟を重ねた。ただ、幸せなはずのそのひとときがやりきれない。葵ちゃんの人生を終える準備にほかならなかったからだ。

「助かる道は移植しかない」に苦悩する両親
補助人工心臓の装着、相次ぐ大手術、そして渡航へ

2022年4月11日に葵ちゃんは再入院、強心剤を打つなどしたが効果はない。5月、ついに医師が切り出した。

「助かる道は、もう（心臓）移植しかありません」

診断名が下された。「先天性心疾患　心内修復術後　重症心不全」。心臓のポンプ機能が

落ちて血液を送り出せない重度の心臓病である。決断を迫られた。

心臓移植まで命をつなぐエクスコアを装着する手術を受けるか、否か——。

佐藤さん夫妻は苦悩を深めた。

「葵は小さな体で何度も手術を受けている。これ以上痛い思いをして移植までして生きて、幸せなのだろうか。痛みをとってあげた方がいいのではないか」

夫妻は葛藤し、追い詰められ、諦めへと気持ちが傾きかけた。そんな時、葵ちゃんのあどけない笑顔が目に入った。ベッドに寝転び、空のペットボトルで遊びながら、細くなった腕を自分たちの方へと伸ばしてくる。

葵ちゃんは生きている。

表情も豊かになった。夫妻は、我が子の成長する姿に生きようとする意思を見て取った。

「ただ、葵に生きてほしい」

移植へ進む覚悟が固まった。

とはいえ、移植まで命をつなぐことさえ、たやすいことではなかった。エクスコアは新生児や乳幼児に使える世界で唯一の補助人工心臓（ＶＡＤ）だが、置いている病院も限られ、空きが出てもすぐに埋まってしまう。

昭一郎さんは心臓移植に精通したいくつかの病院にセカンドオピニオンも求めた。するとある医師が埼玉医科大学国際医療センターにエクスコアの空きを見つけてくれた。「自発的に動かなければどうなっていたか分からない」（昭一郎さん）。我が子を助けたい一心で〝幸運〟をたぐり寄せたのだ。

葵ちゃんは2022年6月15日に転院し、同28日にエクスコアの導入手術を受けた。しかし、それでも息がしづらそうだったことから、およそ1週間後に水を抜くために再び手術を受けた。葵ちゃんは半年の間に4度の大手術を経験したことになる。

「心臓移植まで葵の命をつなげられる」

昭一郎さんは息つく間もなく、思案を重ねた。入院前からの主治医で埼玉医科大学国際医療センター小児心臓科の戸田紘一医師に渡航移植の相談をしていた。米国での心臓移植を経験した子どもの家族の話にも耳を傾けた。

「移植を決めた当初から渡航以外の選択肢は考えられませんでした。体験したご家族の話を聞くうち、葵の未来を鮮明に思い描けるようになったのです。過酷な道と分かってはいましたが、私にとって心臓移植イコール渡航移植でした」

その理由を昭一郎さんが語る。「『移植を受けさせるのか、みとるのか』と判断を迫られた際、日本の臓器移植を取り巻く厳しい環境はすぐに変わらないと割り切りました」

夫妻をそこまで追い詰めたのは、日本の小児心臓移植が置かれたあまりにも厳しい現実だった。

父の表情に「苦悩の末の覚悟」
医師が後押しを約束

昭一郎さんが言うように日本ではドナーが極めて少なく、葵ちゃんのような子どもはさらに深刻だ。心臓移植を待つ10歳未満の患者は2023年12月末現在で46人。2010年施行の改正臓器移植法で、15歳未満の小児も含め、本人が生前に拒否していない限り、家族の承諾があれば臓器を提供できるようになった。しかし、6歳未満の脳死患者からの臓器提供は30例（6歳以上〜18歳未満は52例）にとどまる（2023年12月末時点）。

また、大人の心臓を子どもに移植することは大きさの違いからほぼ不可能で、子どもからの提供を待つほかない。

戸田紘一医師によると、移植できる心臓は体重差が3倍までとされており、葵ちゃんへの移植は体重約20キロ（3歳前後）までとさらに限られる。その結果、移植のめどが立たず、待機リスクが高まるという。こうした厳しい状況から昭一郎さんは考えた。

「移植がいつになるか分からない国内待機では死の危険性が高い。一刻も早く葵の苦しみを取り除きたい」

また、移植まで命をつなぐために装着するエクスコアには、血栓と感染症リスクがつきまとう。血栓は脳梗塞を起こす危険性があり、おなかに直接チューブを挿入しているために感染症が起きやすいのだ。そもそも臓器移植が一般的な国での使用を念頭に半年～1年程度の装着を想定しているという。戸田医師が指摘する。

「エクスコアは日本のような長期装着を想定していません。ポンプも1年おきに交換します。装着中に脱血管（上下大動脈に入れた管）が損傷し、亡くなった子どももいました。管理は成長に合わせて工夫を重ねていますが悩ましいです。（移植待機中の）子どもは死と隣り合わせ。早く移植するに越したことはないのです」

一方で、葵ちゃんのようなエクスコアを装着した乳幼児の渡航移植もリスクが高い。移動中に亡くなる例もあり、慣れない異国での待機も気が抜けない。昭一郎さんは、日本の厳しい移植事情から、危険を冒しても、渡航移植に託さざるを得ないという結論に達したのだった。

昭一郎さんが戸田医師に尋ねる。

「先生、渡航移植をどう思いますか」

戸田医師はその表情から「苦悩の末に覚悟を固めたような印象を受けた」と言う。もとより少ない日本の臓器提供が新型コロナの影響でさらに減っていた。戸田医師は答えた。

「支援します」

戸田医師をはじめ、埼玉医科大学のスタッフらが力を尽くした結果、米国ニューヨークのコロンビア大学病院に受け入れてもらえる見通しが立った。

最大の難関はここからだった。個人ではまかないきれない必要経費をどうするか——。

佐々木あやめちゃんの項でも記したが、臓器移植など米国での医療費は日本の公的保険の適用外だ。エクスコアを装着して渡航するので、医療用チャーター機も必要となる。現地での滞在費などすべてを含めると、近年では3億〜3億5000万円が相場だった。しかし、2022年春以降円安が進んだため、葵ちゃんの場合は5億3000万円まで膨れ上がってしまったのだ。

「何をどうすれば……」

想像を超える渡航費の壁
それでも「葵の命を守りたい」

想像をはるかに超えた金額を目の当たりにし、佐藤さん夫妻は途方に暮れた。「親のわがままかもしれないが、どうしても葵を生かしてあげたい」。その一心から佐藤さん夫妻は友人や知人、恩師らに相談した。すると、見る間にその輪が広がり、2022年8月「あおちゃんを救う会」が発足した。

記者会見を開いて募金を始めたのはその3カ月後の11月14日だ。中心となったのは、かつて勤めていた会社の元同僚や仕事のパートナー、そして、長年、一緒に汗を流したアメリカンフットボールで培った人脈だった。

青森県出身の昭一郎さんは県立青森高校（青森県青森市）時代まで野球に打ち込んだが、東北大学（宮城県仙台市）入学後にアメリカンフットボールへ転じて頭角を現し、社会人リーグの最高峰、Xリーグ1部の「鹿島ディアーズ（現・胎内ディアーズ）」で名ランニングバックとして鳴らした。2009年のチーム日本一に貢献するなど32歳まで現役を続け、個人タイトル受賞歴もある。宮城県出身の清香さんも東北大学アメリカンフットボール部でマネジャーを務めた。

〝古巣〟のアメフト界が活発に支援し、仙台市に本拠を置くサッカーJ2ベガルタ仙台をはじめとした東北のスポーツチームも呼応するなど支援が急速に広がった。昭一郎さんが振り返る。「アメフトの仲間が背中を押してくれ、感謝あるのみです」。佐藤さん一家が住む東京都豊島区や故郷の東北の人たち、清香さんの同僚や友人の支援にも頭が下がる思いだった。

夫妻は募金のため街頭にも立った。特に子どもの応援がうれしかった。持ってきた貯金箱をはにかんだ表情で差し出す優しさに心が震え、昭一郎さんは身が引き締まる思いがした。

「葵に託してくれた思いを無駄にはできない。何としても葵の命を守らねばと思った」

あおちゃん、がんばれ――。小さな支援の輪は広がり、大きなうねりとなった。目標金額の5億3000万円を達成したのは2022年12月12日。記者会見で呼びかけた募金開始からわずか1カ月後だった。

ずっしりと重い無数の善意に父の昭一郎さんは感無量だ。「募金を始める前は果てしなく遠いゴールのように思え、途方に暮れました。何万もの方から支援をいただいて驚きと感動と感謝で胸がいっぱいです」。そして妻の清香さんと共に強く思う。

「葵の命はもう家族だけのものではない」

親の複雑な思いと増えない国内移植

一方、複雑な思いも消えない。「心臓移植を国内で待っている子どもや親御さんを思うとやりきれない」

国内の移植は低調のまま推移している。その理由として、脳死や心停止で臓器を提供する意思確認が、入院している病院や医師の裁量に任されているため、臓器提供の意思を掬いきれていないこと、臓器提供をできる病院が限られるなど臓器提供の体制が整っていないこと、そして効果的な啓発がされていないことなどが考えられる。臓器移植を取り巻く環境の厳しさは変わらない。

ただ、戸田紘一医師は、渡航移植がメリットだけではないと強調する。

「お金を多く積めば米国で心臓移植を待っている人を差し置いて早く移植を受けられると思っている人も多いですが、それは大きな誤りです。5億円は医療費や渡航費といった必要経費にすぎず、渡航先の病院で容体を評価され、移植を待つ列の一番後ろに並ぶこととなります」

そして、巨額の渡航費になすすべもなく、国内で移植を待つ子どもと家族がいる。「私が担当するお子さんを含め、国内で心臓移植を待つ子どもたちのことを思うと……」。戸田医師もまた、葛藤を抱えているのだ。

だからこそ、社会に伝えたいことがあるという。

「5億円集まったからよかったと手放しで喜ぶのではなく、なぜ5億円も寄付を募って渡航しなければ命を救えないのか。思いを巡らせてほしいのです」

佐藤さん一家のように渡航移植を選ばざるを得なかった家族も、移植が国内で一般的だったなら、する必要のない苦難を味わっている、というのだ。

戸田医師も日本で臓器提供が少ない理由として、脳死と臓器提供、移植を意識している医師が少ないことと、社会の関心が低いこと、そして臓器提供体制の不備を挙げる。とりわけ、医療者や医療機関に重い負担がのしかかる現在の制度では、移植医療に及び腰な医師が増えるだけで、提供数は低調なままだという。戸田医師は訴える。

「医療者の意識変革と共に、臓器提供を自分のこととして考えてくれる人が増えれば、患者さんの家族から臓器提供を切り出してくれる例も増えるはずです」

そして、何より重要なのは国による臓器提供体制の整備だという。「渡航移植への疑問や批判を、子どもの命をつなごうと必死の親御さんに向けるのは筋違いで、リスクを冒してまで渡航移植を選ばざるを得ない日本の臓器移植の現状にこそ向けてほしいです。欧米同様、移植医療が一般的だったら、と強く思います。そういう社会になってほしいのです」

ずれ込む渡米
続く綱渡りの日々

埼玉医科大学国際医療センターへの転院後は、主に清香さんが病院に常駐し、葵ちゃんに付き添った。一方の昭一郎さんは自宅で長女の世話をしながら渡米移植の手続きを進め、2022年12月12日、移植手術を予定しているコロンビア大学病院へのデポジット（保証金、約3億4000万円）の支払いを終えた。「順調にいけば（2023年）1月にも渡米できるかもしれない」。そんな期待も抱いたが――。

葵ちゃんが米国で装着するエクスコアの確保に難航し、受け入れ許可がなかなか出なかった。佐藤さん夫妻は数え切れない善意に支えられながらも、綱渡りのような日々に不安や焦燥感を募らせる。

そんな時にアクシデントが襲う。葵ちゃんに血栓ができて脳梗塞を起こす恐れがあったため、2022年11月下旬にエクスコアのポンプを交換する手術を受けたのだ。手術は10分程度で成功し、胸をなで下ろした。

唯一の救いは、葵ちゃんがすくすく育ってくれていることだった。1歳の誕生日を迎え、食欲も出てきて体重は6・5キロを超えた。言葉を話せるようになり、よく笑い、好き嫌いや「かまってほしい」などの感情が分かりやすくなるなど成長も感じられた。

移植に向けた動きがないまま、年が明けた。時は刻々と刻まれていく、2月、3月。穏やかならざる気持ちのまま、季節が徐々に移ろいはじめた。

待ちに待った知らせは2023年3月中旬に訪れた。コロンビア大学病院からの受け入れ許可が出たのだった。昭一郎さんは急ぎ手続きを済ませ、3月30日に渡米することが決まった。「ようやく渡米できる」と安堵のため息をついた2人。しかしすぐに気を引き締め直した。空路での渡米には多くの危険があるからだ。

迎えた渡米の日。医療用チャーター機で移動する葵ちゃんには、清香さんが付き添った。羽田空港での搭乗時、早速緊張感に包まれた。前項の佐々木あやめちゃん同様、命脈を保つエクスコアを一時的に外さざるを得ず、その間は医師が手動のポンプで血液を全身に送る必要があった。事なきを得て搭乗できたものの、本番はここからだった。

フライトには埼玉医科大学の医師ら医療従事者が同行し、機内は張り詰めたような空気に包まれたという。葵ちゃんにとって初の空路だったが、燃料給油で2度経由地に立ち寄るため、さらなる長時間を要した。気圧の変化も襲い来る。案の定、葵ちゃんは体調を崩したものの、何とかもちこたえて17時間後にニューヨークへ着いた。昭一郎さんは長女と共に、追いかけるように渡米した。

移植までの目安は「半年〜8カ月」慣れぬ環境、先の見えぬ日々

葵ちゃんはニューヨークにあるコロンビア大学病院に入院し、移植待機生活が始まった。環境の変化を敏感に察知した葵ちゃんは泣き通しで、佐藤さん夫妻は手を焼いた。大好きなミルクも味が異なるため以前のように飲んではくれず、吐き出すこともあった。

一方で、大きな幸運も訪れた。病院スタッフの仲介で、恵まれた条件の住まいを見つけることができたのだ。病気の子どもに付き添う家族のための宿泊施設「ドナルド・マクドナルドハウス」。部屋が三つあり、昭一郎さんは「大きなマンションの一室のよう」と感謝する。月の家賃も約1000ドル（15万円前後）で、ニューヨークの家賃相場の5分の1程度、日本とほぼ同額で済んだ。これで経済的な負担も大きく減った。葵ちゃんの付き添いは佐藤さん夫妻が交代で担ったが、清香さんが英語に堪能だったため、医療従事者らとの意思疎通も比較的スムーズに進んだ。とはいえ戸惑うことも少なくなかった。分業制が進み、日本のように主治医が全てを把握しているわけではなく、お願いごとを医師や看

護師、理学療法士らにその都度伝える必要があり、手を焼いた。

２０２３年4月4日、葵ちゃんは米国の移植待機リストに載った。ランクは緊急度が最も高い「１Ａ」。医師は、移植までのおおよその目安として「半年〜8カ月」と告げた。半年程度の待機を覚悟していた佐藤さん夫妻にとって想定通りだった。

当初歯車がかみ合わなかった待機生活も、徐々に軌道に乗った。葵ちゃんの状態が大きく崩れぬまま推移していたことから心の余裕ができると、さまざまなことが見えてきた。印象深かったのは、日米の臓器移植の捉え方の違いだった。

移植を待つコロンビア大学病院では、何人もの研修医が葵ちゃんを見るためにベッドサイドを訪れた。そしてまじまじと見つめ、口をそろえた。

「この子、エクスコアを1年以上つけているんだって」

米国では半年程度の待機で心臓移植を受けられる場合が多く、エクスコアの長期装着は極めて珍しい。しかもコロンビア大学病院では1年で30例前後、1カ月に2〜3例ほど心臓移植手術があるため医療者も慣れていた。その研修医をはじめ、看護師らは「（エクスコア装着期間が）すごく長いね」「ドナーが現れるといいね」と佐藤さん夫妻を気遣い、激励した。時にはほかの病院の医師が〝見学〟に訪れることも。一方の日本ではドナー数が少ないため3年以上の待機がスタンダードになっており、昭一郎さんも「日本と違って、心臓移植が『よくある医療の一つ』として捉えられている」と彼我《ひが》の差を思った。

また、渡米後に知り合った病児の親たちから、こんな疑問を投げかけられたという。

「日本は医療が発達しているのになぜこっちに移植を受けに来たの？」

2人が「日本ではドナーが少ないから」と応じると、一様に目を丸くした。

「肝臓移植は日本が一番進んでいるのに……」

「新生児の死亡率が一番低いのに……」

医療技術の高さは折り紙付き。そんな日本でドナーが少ないことを信じられないようだった。

〝知らせ〟は突然に ところが、一転……

葵ちゃんの状態が悪化せずとも、楽観視はできない。エクスコアの装着が長引けば長引くほど、体への負担も増すため命に関わるリスクが大きくなる。「葵の体はもってくれるだろうか」。先の見えない不安と向き合う日々が続いた。

渡米から2カ月、3カ月……。また一つ季節が過ぎ、夏を迎えていた。

2023年8月5日。この日は昭一郎さんが葵ちゃんに付き添っていた。いつもと変わらぬ一日、のはずだった。

不意に訪れた医師の一言で、その局面が急転する。

「あなたと奥さんに話がある」

昭一郎さんは動揺した。「話？　しかも妻も一緒の方がいいなんて、葵によくないことが起きたのではないか……」

すぐに清香さんに電話をした。気が気ではない佐藤さん夫妻に医師が告げたのは……。

「ドナーが見つかりました」

渡米から4カ月での、あまりに唐突な知らせに2人は息をのんだ。移植手術は翌8月6日の午前10時からと決まった。

手術当日の午前8時ごろ、清香さんは長女を連れてコロンビア大学病院へ向かった。すると医師が言い放った。

「ドナーの心臓の状態が悪いため、移植を見送ります」

目前で、移植手術は取りやめになった。予期せぬ出来事に少なからぬショックを受けた佐藤さん夫妻。医師らは「ドナーコールがあったということは待機リストの上位にいるということ。8月中に移植を受けられますよ」と励ましてくれたが、胸騒ぎは収まらなかった。

再び不安定な移植待機生活に戻った。2人は気を取り直したものの、動揺は残ったまま。「移植はいつごろになるのだろう」。戸惑いの最中《さなか》にあった8月11日、今度は葵ちゃんに付き添っていた清香さんが医師に呼び止められた。

「ドナーが見つかりました」

移植手術見送りから5日後に届いた、二度目のドナーコール。清香さんは「ありがとうございます」と応じたものの、「本当に移植を受けられるのかな」と不安を募らせた。「6日前と同じ結末をたどりはしないか」。そんな思いが頭から離れない。

その一方で、佐藤さん夫妻は最初のドナーコールを受けた時から複雑な感情も抱えていた。

「子どもが亡くなったから、葵は移植を受けられる。素直に喜ぶことはできない」

葵ちゃんの命をつなぐことができるありがたさと、亡くなってドナーとなる子どもやその家族の胸中をおもんぱかって迫りくるやりきれなさと。二つの感情が入り交じった、複雑な思いだった。

だからこそ、移植手術前に看護師らがシャボン玉で祝ってくれたことがありがたかった。臓器移植は素晴らしいこと――。後ろめたさがつきまとう日本とは大きく異なり、米国では前向きに捉えられていると強く意識し、救われた気がしたのだった。

移植手術は翌8月12日午前10時に始まった。予定は10時間ほど。葵ちゃんが装着しているエクスコアとペースメーカーを取り除くのに時間を要するためだと医師から説明があった。

佐藤さん夫妻は手術中、ただ成功を祈った。「うまくいくに違いない」との期待と「大丈夫なのだろうか」との不安の間で揺れた。

それだけに、午後4時に手術終了の報告を受けた際には驚いた。手術開始から6時間。医師の「全て順調に進んだので早く終わった」との言葉に、思わず安堵のため息が漏れた。

術後も順調に回復
手術から1カ月足らずで退院

その日のうちに葵ちゃんと会うことができた。集中治療室(ＩＣＵ)に運ばれ、麻酔で眠っていて何本も挿管されていたものの、体より大きなエクスコアが外されてなくなっていた。昭一郎さんは「(移植を)受けられたんだ」と胸がいっぱいになった。一方の清香さんに実感が湧いてきたのは手術から3日後。葵ちゃんからエクスコアの機械音がしないことに気づいた瞬間だ。体とエクスコアをつなぐチューブもなく、おむつを替えやすかったこともうれしかった。

目を覚ました葵ちゃんを、2人は抱っこをすることもできた。「抱っこしてもエクスコアのアラーム音が鳴らない」と改めて感慨に浸る昭一郎さん。懸念された急性拒絶反応もなく、葵ちゃんはその後も順調に回復した。8月24日にICUから一般病棟へと移り、30日には退院できた。手術から1カ月足らずで、順調に進んだ証しだった。

ニューヨークのアパートで始まった家族4人での生活。佐藤さん夫妻は、これまで味わうことができなかった「日常」をかみしめた。どんなに小さなことにでも心が弾む。昭一郎さんはとりわけ、子どもが2人で遊ぶ姿を眺めている時間が好きだ。長女がおどけ、笑った葵ちゃんがはしゃぐ。そんな一瞬一瞬が愛おしくてたまらない。清香さんは、朝を迎えて目を覚ますたびに「葵といられる今日という日を大切に過ごそう」と誓う。エクスコアが外れた葵ちゃんをおよそ1年4カ月ぶりに入浴させられたうれしさも格別だった。そして10月31日、2歳の誕生日をみんなで迎えられた。

葵ちゃんは食欲も旺盛で、体重は9キロを超えるなどすくすくと成長している。「家族4人で普通の生活を送れていることが最大の喜び。ほかには何もいらない」と声をそろえた2人。ようやく訪れた平穏な時を、4人は心から満喫した。

閉ざされたかに見えた葵ちゃんの人生は、心臓移植でつながり、大きく開かれた。渡米から手術までの4カ月あまりを、昭一郎さんは「結果として早く移植を受けられ、ありがたかった」と振り返る。とはいえ、エクスコアをつけてからの1年2カ月は「長かった」。さまざまな命の危険性におびえながらの日々で、「いつ葵を失うかもしれない」との恐怖からは逃れようがなかったからだ。その実、移植待機中に亡くなる子どもも少なくない。それだけに、大きなトラブルなく移植を受けられたことはこの上ない幸運だった。

その間、昭一郎さんは「なぜ私たちが米国で移植を待っていられるのか」と自身に日々問いかけていた。そのたび、「全ては、葵を生かそうと支えてくれる人があってこそ」との思いを新たにした。

「いただいた声や手紙に何度励まされたことか。葵は生かしてもらっている、と痛感しています。感謝あるのみです」

一方清香さんは、ドナーとその家族への思いを深める。葵ちゃんの命をつないでくれたことへの感謝と敬意で満ちているのだ。「臓器移植はすごいことなのだと改めて感じます」。言葉に万感の思いがこもる。

とはいえ、真に大変なのは移植後の人生であることも佐藤さん夫妻は承知している。提供を受けた心臓を守るため免疫抑制剤の服用が一生続き、どのような病が襲い来るかも分からない。しかし昭一郎さんは言い切る。

「葵が無事に育つよう、どんなことがあっても守り抜く。それが、葵に命を与えてくださったドナーのお子さんやご家族をはじめ、支えていただいた方々への恩返しになると信じています」

そして、2人は、葵ちゃんに精いっぱい生きてほしいと願う。

「身体的な制約はあるけれど、人生を謳歌《おうか》してほしいです」（昭一郎さん）

「葵は多くの人に助けていただいて生きられています。その分、人を助けられる人になってほしいです」（清香さん）

――そんな思いを込めて。

「苦しむ子どもを見捨てないで」求められる国の支援制度

かつての葵ちゃんのように、消えそうな命をつないでいる子どもに猶予はなく、佐藤さん夫妻は公的な支援の必要性を訴える。

昭一郎さんは、日本の状況が改善されるまで、〝ブリッジ〟的な役割として、巨額の募金をしなくても渡航移植を支援する国による制度が必要だと指摘する。

「国内での提供数を増やすのが第一義だが、渡航移植せざるを得ない現状にも目を向けてほしい。今、目の前で苦しんでいる子どもを見捨てないでほしい」

清香さんも思いは同じだ。

「国内で移植できればそれに越したことはない。でも現状として渡航移植に進むしかなかった。日本の医療技術はかなり進んでいる。問題はドナー数だけ。脳死の報告制度など実効性のある制度を導入してほしい」

国内で移植を受けられたなら、本来は必要のない苦労を重ねざるを得なかった2人だからこそ、思いは切実だ。

葵ちゃんはその後も順調に回復。佐藤さん一家は、移植手術から4カ月後の2023年12月19日に帰国することができた。渡米から約9カ月。家族には笑顔が満ちあふれた。

そして6日後の12月25日、佐藤さん夫妻は厚生労働省（東京都千代田区）で記者会見を開いた。「渡航費用の募金を始めるとの記者会見をここ（厚労省の会見室）で開いてから1年。こんなに元気になった葵の姿を見られて心からうれしいです」。昭一郎さんは会見前、そう言って笑みを浮かべた。

会見には葵ちゃんが同席する場面もあった。歩き回ったり、両親に抱かれて会話したりと活発な様子で、和やかなムードが漂った。両親は感慨深げにその様子を見つめつつ、支えてくれた人や命をつないでくれたドナーへの感謝を新たにした。

昭一郎さんは「たくさんの方々のお陰で移植を受けられました。皆さんに支えていただいた命を私たち両親は大切に、忘れずに育てていきます」と誓った。

一方の清香さんは、ドナーとなった子どもとその家族への感謝や敬意が募るばかりだという。だからこそ、その無念も胸に刻む。「私たちはドナーとその家族が過ごしたかった日々を生きているという気持ちが常にあり、感謝しない日はありません。本当に、尊い決断に感謝しています」

だからこそ、日本の臓器移植が置かれた厳しい現状に胸を痛める。大半の子どもが3年以上も国内で心臓移植を待ち続けており、葵ちゃんも渡米移植を決断しなければ同じ運命をたどっていたからだ。それゆえ、「長期待機による体調の悪化という現実があることも社会の皆さんには知っていただきたい。この状況を一刻も早く変えていただけることを願ってやみません」(昭一郎さん) と祈る。

昭一郎さんは家族4人での日々を「特別なことはありません」と言う。なにより、葵ちゃんが自由に動き回れるようになったことが、うれしい。エクスコアが外れたことからうつぶせをできるようになり、支えなしに立てるようになるなど身体面で大きく成長し、言葉の発達も著しい。

葵ちゃんが心臓病発覚前に好きだった風呂に一緒に入る時や、寝顔を見つめられる瞬間にこの上ない幸せを感じる。その思いを「尊い」との一言に凝縮させた。

清香さんは「家族4人で食事して、葵が大人の食べ物をほしがったり、お姉ちゃんが口を拭いてあげたりと普通のことができるのは皆さんやドナーの方のおかげ」と万感の思いを込める。

佐藤さん夫妻がずっと心に秘めていた願いは、ただ一つ。

「普通の1日を送りたい。それ以上は望みません」（昭一郎さん）

思い描いていた小さく、切ない思いが、ようやくかなった。

葵ちゃんの心臓移植を待った日々で、佐藤さん夫妻は何気ない日常の尊さを知った。「当たり前ではなく、奇跡」（昭一郎さん）なのだと。

「心臓が動いていません」4歳児を襲った悲劇と両親の決断

玉井芳和ちゃん（4）
父・芳英さん（40）
母・敬子さん（37）

心臓移植を待ち望んだ小さな命は、はかなく散った。2022年4月、重い心臓病を患い、移植以外に生きる道のなかった芳和ちゃんが4歳2カ月でその生涯を閉じた。脳死患者からの臓器提供を可能とした臓器移植法の施行から2023年で26年がたったが、ドナーは今なお極端に少なく、患者や家族は長期の待機を余儀なくされている。芳和ちゃんも小児用の体外型補助人工心臓「エクスコア」を装着しての待機期間が当時の最長となる3年4カ月に及んだが、力尽きた。「生きたい」。今の日本では、その思いがかなわない。

「心臓が動いていません」しかし原因は不明のまま

元気な産声だった。玉井芳和ちゃんは2018年2月、福井県内で3人きょうだいの末っ子として生まれた。体重は約3400グラムあり、ミルクもよく飲んで足りなくなるほどだった。活発で、母の敬子さんも順調な成長を信じて疑わなかった。

夏に入るとミルクを残し始め、近所の小児科で「夏バテ」と診断された。点滴を受けて一度は哺乳量が戻ったが、間もなく元気を失う。その後、離乳食へと移ったが、口に入れるもののかまずに吐き出した。

10月、食べ物を全く口にしなくなった。再度小児科に行くも調子は戻らず、「念のため」と近隣の医療センターを紹介されて検査入院することとなった。当初告げられた入院予定期間も「4日程度」。敬子さんも大事と思ってはいなかった。

その見立てはエコー検査で一転する。担当した技師の表情が曇るとにわかに慌ただしくなり、医師に呼ばれた。「落ち着いて聞いてください」。不穏な切り出し方に、敬子さんは身構える。そのせつな、耳に入ってきた言葉は夫妻の想像をはるかに超えた。

「心臓が大きく、ほとんど動いていません」

敬子さんは思わず、「でも生きていますよ」。言葉をのみ込めず、頭の中を疑問符が駆け巡った。大学病院に転院するも、小児循環器科の医師がいなかったため今度は循環器専門病院へ。ところがそこを1カ月足らずで退院した。

芳和ちゃんの状態が改善したわけではない。敬子さんが昼夜を問わず芳和ちゃんに付き添い、夫の芳英さんも仕事で多忙を極めたため、幼稚園児の長男と1歳半の長女の子育てにまで手が回らなくなり、通常の家庭生活を営める状況ではなくなったのだった。「家の中が荒れ果ててしまい、限界でした……」と敬子さんも振り返るほどで、やむを得なかった。

11月、敬子さんの実家がある京都府内の病院に転院したが、検査を重ねても問題は見つからない。心臓が肥大している理由は依然分からぬままだったが、医師は首をかしげた。

「まだ詳しい検査が必要ですが、エコー検査をみると拡張型心筋症かもしれません」

未知の病名に不安を覚えた敬子さんがウェブサイトで調べると、悪い予感は的中した。

「拡張型心筋症」は心臓を収縮させる心筋細胞の働きが悪くなり、心室が広がる病気で、悪化すると心臓移植や補助人工心臓が必要となる。事態が急転しかねない局面に立たされて心の整理がつかず、芳和ちゃんに付き添いながら人知れず涙を流した。「5歳まで生きられないかもしれない……」

「もう心臓移植しかない」「飛ぶ？　飛ばない？」次々と迫られる大きな判断

その後心臓のカテーテル検査を経て「拡張型心筋症」と正式に診断されると、医師は玉井さん夫妻に告げた。

「もう、心臓移植しか（手段が）ないと思います」

敬子さんにある程度の覚悟はできていたが、ショックは大きかった。「なんでちゃんと産んであげられなかったのだろう……」と自身を責めた。

さらに、医師が問う。

「移植まで命をつなぐエクスコア（小児用体外型補助人工心臓）ですが、東京の病院に1台だけ空きがあります。移植を受けるか否か、すぐに決めてください」

心臓移植を目指すか、生きることを諦めるか――。突如として我が子が人生の岐路に立たされた。敬子さんは「助かる手段があるなら、すがりたい。芳和の命を諦めたくない」と思う一方で、「ほかの子どもの命をもらっていいものか」と戸惑い、一瞬ひるんだ。すると芳英さんが「助かるなら行くしかない」と即座に待機を決断した。

医師はその後、大阪府内にある小児心臓病に強い二つの大病院からそれぞれ専門医を呼び、玉井さん夫妻へ心臓移植について事細かに説明した。緊迫の度を増していくことを肌で感じる敬子さんと芳英さんに、その2人の医師は大きな判断を迫った。

「飛ぶ？（渡航移植するか）　飛ばない？（国内で待つか）」

国内の臓器移植事情は極めて厳しい。2023年12月末現在、国内では1万6142人が臓器移植を希望して日本臓器移植ネットワークに登録する一方、脳死あるいは心停止した患者からの臓器提供件数はここ20年近く年間100〜150例前後で推移している（2023年は150例）。

子どもの移植が置かれた環境は一層厳しさを増す。15歳未満の子どもの臓器提供も家族の同意があれば可能とした改正臓器移植法が2010年7月に施行されたが、6歳未満の脳死患者からの臓器提供は2018年10月末までで計9例にとどまっていた。

敬子さんはそんな現実が頭にあり、一抹の不安を覚えはしたが、迷わず国内待機を選んだ。幼い子ども2人を連れて海外へ向かうことが現実的ではないと、家庭生活が崩れかけた最初の付き添い入院で悟ったのだった。

芳和ちゃんの状態が悪く、移植を提案した専門医の一人が所属する「国立循環器病研究センター」（大阪府吹田市）で体調を回復させてから東京へ向かうことになった。

ところが、2018年12月6日の転院直後に思わぬ〝幸運〟が転がり込む。国立循環器病研究センターでエクスコアを装着できることとなった。状態が改善した子どもがいたため、空きが生じたのだ。

玉井さん夫妻は共に近畿出身。頼りにできる知り合いが少ない東京での生活に不安を募らせていただけに、2人とも救われた思いがした。一家は、敬子さんの実家の協力を得やすい京都に転居し、芳英さんは京都から職場のある福井に通勤した。

エクスコアの装着
先の見えぬ待機生活へ

年の瀬も押し迫った12月27日、芳和ちゃんは移植まで命をつなぐエクスコアの導入手術を受けた。およそ10時間かかったが、無事成功した。

エクスコアは国内での稼働台数が極めて少なく、待機者も増えているため空きが出てもすぐに埋まり、それを装着できるかどうかさえ〝運次第〟。敬子さんも「こんな幸運はない」と胸をなで下ろした。

自身の体よりはるかに大きなエクスコアにつながれた生後10カ月の芳和ちゃん。その姿に胸が締め付けられる思いの玉井さん一家に示された移植までの待機年数の目安は「およそ3年」。先の見えない過酷な待機生活が始まった。

そして、そんな芳和ちゃんに病魔は容赦がなかった。

検査を進めた結果、実は拡張型心筋症ではなく、国の指定難病「ミトコンドリア病」の心合併症である「ミトコンドリア心筋症」と分かった。ミトコンドリア病は細胞内の器官「ミトコンドリア」の働きが落ちて臓器の障害や筋力低下、発育の遅れといった症状が表れる病で、治療法は確立していない。しかも術後の状態が芳しくなく、短期間で4度の開胸手術を受けた。夫妻には「あと3年、頑張れるだろうか」との不安も芽生えた。

芳和ちゃんが移植を待つ国立循環器病研究センターは、入院患者への付き添いが面会制で、泊まり込みは許されていなかった。一家で京都から大阪へ転居し、敬子さんが週に6日、芳英さんは日曜日に病院へ通った。

面会は午前10時から午後8時までだったが、敬子さんは午後5時まで付き添って帰宅し、子どもたちと夕食をとった。福井での付き添い入院で家庭が立ち行かなくなった経験を生かした。「働く母親と同じようなタイムスケジュールで生活でき、心身にも余裕ができる」。家族への負担を極力減らしてくれる病院の対応がありがたく、頼もしかった。

付き添い時は、エクスコアを装着して長さ約2メートルのチューブが届く範囲でしか動けない芳和ちゃんをずっと抱っこし、入浴などの世話もした。懸命に生きる我が子と離れたくなかった。芳和ちゃんは体が強い方ではなく、心臓病だと分かった後も状況は厳しかった。「体は基本的に悪く、浮き沈みを繰り返した。ずっと低空飛行」(敬子さん)。急変してＩＣＵに留め置かれることもあり、生後間もなくの活発だった面影はなかった。

食事も当初は離乳食をとっていたが、嘔吐《おうと》を繰り返すためミキサーでやわらかく仕上げた食事になった。しかしそれも食べきれない。嘔吐を繰り返した原因は、腸の働きの悪化による消化不良だった。発達も極めて緩やかで、身長、体重共に同年代の子どもより一回りも二回りも小さかった。腸の状態と発育不良はいずれもミトコンドリア病の影響といい、芳和ちゃんの回復、成長に暗い影を落としていた。

〝低空飛行〟続くも、臓器提供数の増加で希望が膨らむ

闘病中であっても、恵まれた日々はあった。入院する国立循環器病研究センターの担当医だけでなく、ほかの医師や看護師らも芳和ちゃんを常に気にかけて、こまめに様子を見に来たり、「芳和」「よっちゃん」と呼んで遊んだりと家族のようなつながりがあった。芳和ちゃんも体調がいいと愛嬌《あいきょう》を振りまき、敬子さんが「私よりお医者さんや看護師さんの方が好きなのでは」と苦笑するほどの懐きようだった。自身がつながれたエクスコアがなぜかお気に入りで、大切そうに触る姿もかわいらしかった。

体は小さいままだったが、顔つきがしっかりとして言葉も徐々に増えた。〝低空飛行〟が続く中でも、芳和ちゃんの生きる意思が感じられ、我が子の生を信じる両親の「移植ま

で何とかもってくれるのではないか」との希望につながっていた。

強い追い風を期待できる出来事もあった。２０１０年の改正臓器移植法施行以降、６歳未満の脳死患者からの臓器提供数が徐々に増え、２０１８年の2例から翌２０１９年には6例へと増えたのだ。「芳和の命もつないでもらえるかもしれない」。敬子さんの願いも膨らんだ。

しかし、エクスコア装着から1年が過ぎても、芳和ちゃんの容体は予断を許さない。とりわけ厳しかったのは、水分摂取量の制限だった。心臓への負担を減らすため、1日当たり50〜１００ミリリットルで、1回当たりわずか5ミリリットル。大さじ3〜6杯分ほどで足りるはずもなく、

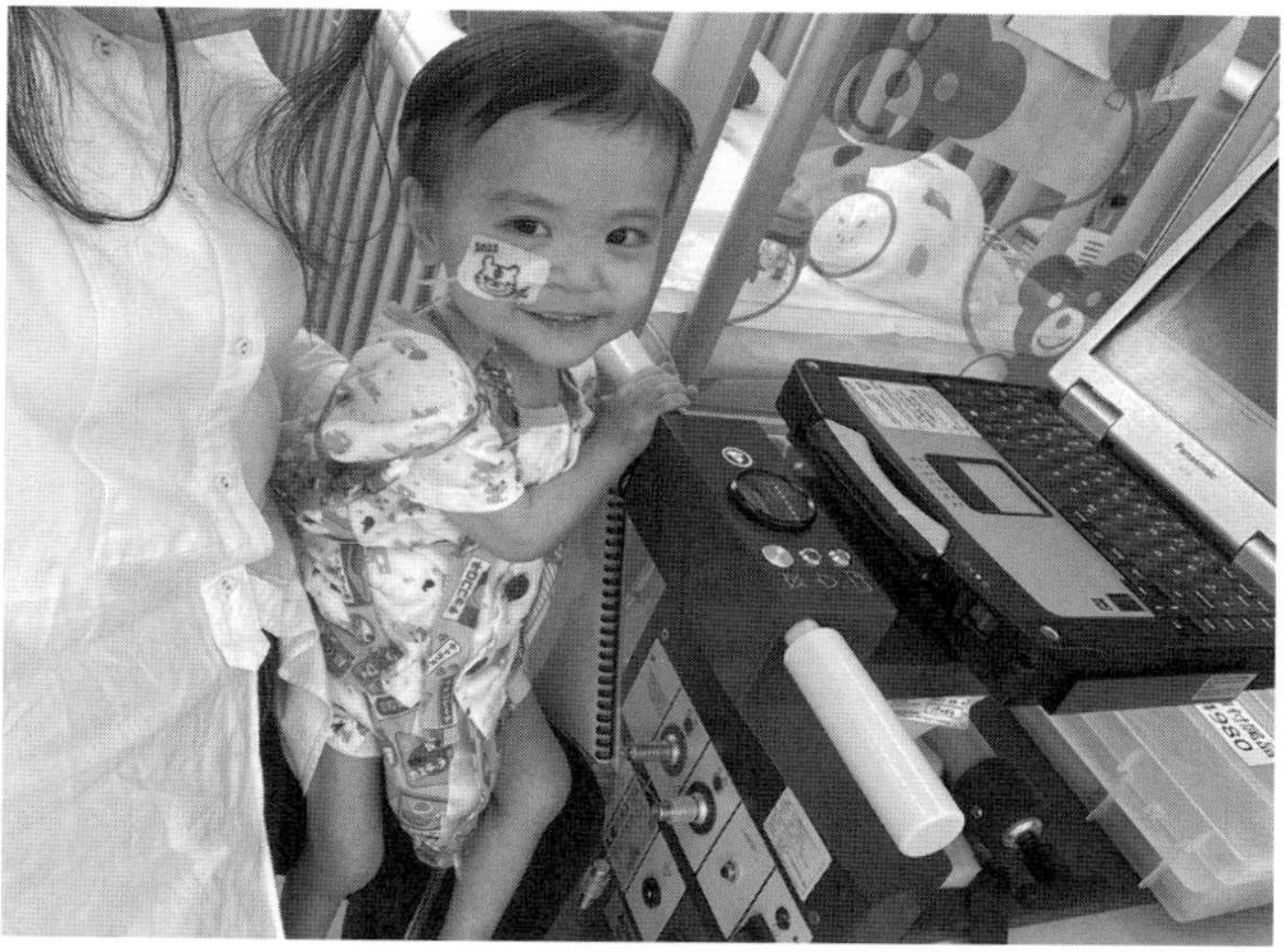
芳和ちゃんはお気に入りのエクスコアを触れ、ご機嫌。“我が家”の病室を離れたがらなかった＝玉井敬子さん提供

芳和ちゃんが小児用マグカップを振って「のどが渇いた」とアピールすることが常だった。「水を飲みたい」芳和ちゃんと「水をあげたい」敬子さん。2人の思いは重なるのに――。胸が締め付けられるような苦しみを覚える敬子さんの中で、別の戸惑いも膨らみ続けていた。

亡くなった子どもから心臓の提供を受けていいのか――。

「芳和は苦しみながらも生きていて、移植を受けられれば元気になれるかもしれない。でも、心臓を提供してくださるお子さんは亡くなっている……」。いくらあがいても答えは出ない。臓器提供には「する権利」と「しない権利」があり、提供は善意に基づく。頭では理解していても、割り切れない。だから、敬子さんは「我が子が心臓を託していただくのにふさわしい親」でありたかった。「人に対して優しく、正しい人でいなければ」と自らを厳しく律した。

心臓移植を待つことの厳しさも肌で感じていた。国立循環器病研究センターで心臓移植を待つ子どもたちが突如、病室からいなくなることも少なくなかったのだ。「ＩＣＵから帰ってこない。なぜかな」。その後亡くなったことを悟ると、打ちひしがれた。「昨日まで元気だったのに……」。それゆえ、芳和ちゃんの身に〝万が一〟も起こり得ることを常に意識し、急変時は「これが最期かもしれない」と身構えた。再生医療への期待もあったが、

「遠い未来の話」と諦めるほかない。芳和ちゃんは今、目の前で苦しんでいる。

コロナ禍の影響直撃 臓器提供数が再び減少

翌2020年は一転、移植へのわずかな期待に暗雲が垂れこめた。新型コロナウイルス感染症が急拡大したあおりを受け、6歳未満の脳死患者からの臓器提供数は3例へと減った。芳和ちゃんも春ごろには絶食状態となり、管を通して鼻や首から栄養を取るようになった。面会も制限された。

救いは、コロナ禍で面会がかなわぬ日々も芳和ちゃんが寂しがっていないことだった。医師や看護師らに愛され、誕生会も開いてもらった。看護師らから送られてくる写真が、玉井さん一家の支えだった。

翌2021年も3例。9月にはエクスコア装着から1000日を超えた。芳和ちゃんの状態も悪化の一途をたどり、敬子さんはついに観念する。

「芳和には（移植が）回ってこないかもしれない」

コロナ禍の終わりが見えず、芳和ちゃんの体もいつ限界を迎えてもおかしくない。面会の終わり際、敬子さんの声に反応しないこともあった。担当医らは「次は芳和（の順番）だよ」と励ましたが、敬子さんは「いつまで生きていられるだろう」と弱気になった。それでも、病院では努めて明るく振る舞った。「ほかにも移植を待つ家族がいる。待機期間の一番長い自分たちが暗くなってはいけない」。自身の責任感がそうさせた。

そんな中でも、芳和ちゃんは確かな成長を刻んでいた。「おかあさん！」。初めてそう呼んだ時のことを敬子さんは忘れられない。「痛い」「やめて」「助けて」——。そんな悲痛な言葉ばかりが並んでいたからこそ、喜びも大きかった。約2年ぶりのきょうだい面会もかなった。芳和ちゃんと4歳上の兄と2歳上の姉、３人とも照れくさそうにしていたことが、会えない時間の長さを物語った。

２０２１年12月、移植を待つ目安とされた3年を過ぎ、エクスコアの装着日数も国内最長（当時）となった。担当医は「（移植医療が遅々として進まない結果としての）恥ずべき記録」とうつむいた。敬子さんは手厚く面倒をみてくれる病院に感謝しつつも「もう少し早く帰れると信じていたのに……」と心が沈んだ。

年が明けた２０２２年、芳和ちゃんはミトコンドリア病によるショック状態となり、ＩＣＵへ。胆のうに問題も生じ、自発呼吸も厳しくなってきた。成分栄養剤などで命をつなぐ日々。そして口渇のあまり、水を欲してパニック状態に陥った。発狂したかのように泣き叫ぶ姿に、敬子さんは「拷問なんじゃないか……」と胸が張り裂けそうだった。急変してICUに入る頻度も増え、治療も難航している。2月で4歳になった芳和ちゃん。敬子さんと芳英さんは「何とか生きて」と祈るしかなかった。

3月21日、春分の日。敬子さんのスマートフォンが不意に鳴った。担当医からだった。

「もう、見ていられません」医師が両親に移植待機断念を進言

敬子さんと芳英さんが、芳和ちゃんの入院する国立循環器病研究センターに駆けつけると、待ち受ける担当医は苦悶の表情で切り出した。

我が子を苦しめる難病、ミトコンドリア病の影響が腸だけでなく肝臓などにも出て、体が限界を超えたこと。治療も困難を極めていること。そして、言葉を絞り出すように、言った。

「水分を1回当たり（5ミリリットルから）1～2ミリリットルにまで抑えれば生きられるかもしれない。でも、見ていられません。芳和があまりにも可哀そうで……」

これ以上の移植待機は難しい――。声を震わせ、唇をかむ担当医の表情がそう告げていた。

敬子さんは感情が一気に高ぶり、抑えが利かなくなった。

「芳和は何のために頑張っていたの！」

「芳和の人生、苦しいことばかりじゃない！」

止めどなくあふれる涙を拭いながら、担当医たちがあらゆる手を尽くしてくれたものの「これ以上の待機は無理だ」と告げた、その言葉と表情の意味を必死にくみ取った。

「そんなに我慢しなければならないのなら……。諦めるしかない」

芳和ちゃんの移植待機を断念し、「みとり」に入ったその瞬間だった。

担当医と話し合いを重ね、エクスコアを着けたまま治療の手を緩めて「芳和ちゃんが何か一つでも満足できるような生活を送らせる」ことになった。

温かな春を迎え、水を飲めるようになった芳和ちゃんはわずかに元気を取り戻した。

4月のある晴れた日、敬子さんは芳和ちゃんを抱いて病院の裏口へ。敷地内から近所の公園にある満開の桜並木を遠目に見るだけではあったが、〝お花見〟をした。春風が心地よくほほをなでたが、芳和ちゃんは〝我が家〟の病室を離れたがらずご機嫌斜めだった。

敬子さんは「芳和らしい」とほほ笑ましく見つめ、そして思う。「少しだけ夢がかなったかな」

眺める桜並木は、敬子さんが病院へ来る際の通り道で、「芳和が退院したら、ベビーカーを押して一緒に歩く」と心に決めていた。胸には幾ばくかのうれしさと胸を締め付けるような切なさが去来する。

力尽きた芳和ちゃん 繰り返した「ごめんね」

芳和ちゃんの調子もよく、穏やかな日々を送っていた2022年4月26日、敬子さんのスマートフォンが鳴った。

「芳和の様子がおかしい」

担当医だった。慌てて病院へ向かうとICUに通された。「できることはやってみるけれど、厳しいかもしれない」。くも膜下出血が起きたといい、担当医の表情も険しい。玉井さん夫妻も覚悟はできていた。

担当医らは八方手を尽くした。芳和ちゃんも踏ん張った。しかし――。

3日後の4月29日、芳和ちゃんは旅立った。4歳2カ月。身長は80センチに届かず、体重も8キロに満たない小さな体。その記憶に残るのは、エクスコアのチューブが届く半径2メートルを中心とした病院の中だけ。それが全てとなってしまった。エクスコア装着から1220日目だった。

「ごめんね。ごめんね……」

敬子さんは永い眠りについた芳和ちゃんの頭をなで、そう繰り返した。

「移植を選んでいなければ」

「渡航移植を目指していれば」

「親として何をしてあげられただろう」

「もし私の子どもでなかったら、楽しい人生を送れたかもしれない」

無念や後悔、心苦しさが詰まった「ごめんね」。

「移植待機は私たちが勝手に決めたこと。芳和に親のエゴを押しつけてしまったのかもしれない。急変を繰り返し、苦しいことばかり。人生を謳歌させてあげられなかった。『ごめんね』としか思えませんでした」。敬子さんはただただ、自身を責め続けた。芳和ちゃんがこの世に生まれてきた日、こんな残酷な結末を予期し得なかった――。

息を引き取る直前に担当医が発した一言も頭から離れない。

「これが脳死の状態だよ」

臓器提供する決断の重さを肌で知った。「芳和の体が悪くなかったなら……」。玉井さん夫妻は移植を待機していたからこそ、芳和ちゃんの臓器を提供したかった。しかし、ミトコンドリア病を抱え、限界を超えていた体がそれを許さなかった。

玉井さん夫妻には夢があった。芳和ちゃんが生まれた後、8カ月だけ送ることのできた、家族5人の日常を取り戻すこと。だからこそ、移植待機を選んだ。長男と長女と芳和ちゃんはみな芳英さんそっくり。「川の字になって並んで眠る姿を見てみたかった」と敬子さんは肩を落とす。しかしその夢も露と消えた。

四十九日を終えた6月に一家で「天国への壮行会」をした。「来世ではかわいさだけではなく、丈夫な体をゲットしてね！」。敬子さんは天国の芳和ちゃんにそう祈った。

振り返る、移植待機の日々「人生で一番濃かった、宝物」

芳和ちゃんが空へ帰って1年半が過ぎた。

心臓移植を待ち、駆け抜けた3年4カ月を、敬子さんは「目まぐるしく過ぎ去ったけれど、人生で一番濃かった。私の宝物」と振り返る。

心臓移植を待つ苦悩は想像を絶した。苦しみ、弱っていく我が子と向き合う日々。人の死があってはじめて成立する移植医療の現実に直面し、押し寄せる葛藤と苦悶――。大半の人には無縁のようにも思える。しかし、いつ誰がその状況に追い込まれるかは分からない。玉井さん一家もそうだった。決して人ごとではないと知った。

喪失感や寂しさにのみ込まれることもある。背格好の似た子どもや同い年の子どもを見かけると「芳和もあんなふうになっていたのだろうな」と、胸が苦しくなる。

芳和ちゃんは決して、まれな例ではない。日本臓器移植ネットワークによると、1997年10月の臓器移植法施行後、2023年末までに819人が心臓移植を受けた一方、575人の待機患者が命を落とした。また、2021年の内閣府による世論調査では、脳死と判定された場合に臓器を「提供したい」もしくは「どちらかといえば提供したい」と答えた人が39・5%に上ったものの、臓器を確実に提供できる医療体制は整っていない。

国内の脳死患者からの臓器提供は、2023年10月に1000例を超えた。それを可能とした臓器移植法の施行から実に26年。それでも「移植を受けたい」と「臓器を提供したい」。双方の声の多くが今の日本ではかなわない。

敬子さんは「移植を待つ人と臓器を提供したいとおっしゃってくださる方やご家族の思いが確実に届くような国になってほしいです」と願う。

心境にも変化があった。当初は「芳和の人生に楽しいことはあったのだろうか」と罪悪感にさいなまれたが、撮りためた写真をまとめたアルバムを開くと、決してそうではなかったと思えるようになった。芳和ちゃんが、医師や看護師、技師らからたっぷりと愛情を注いでもらったことに改めて気づいたからだ。「芳和も満足してくれていると思います」。だから、敬子さんは今、前を向いていられる。

それゆえ、芳和ちゃんを深い愛情で包み込んでくれた国立循環器病研究センターには感謝の思いがあふれている。付き添いも面会制で負担も小さかったため、日常生活を崩さずに待機できた。しかし、移植を待つ家族の中には1日24時間の付き添いを求められるなど過酷な環境での待機を強いられている場合も少なくないと知った。「私たちが恵まれていただけ」と痛感する。

「移植を待つことは、人の死を待つことでは決してない」

心臓移植を待機したことは間違いだった――。そんな思いもある。

芳和ちゃんが移植を受けられたとしても、ミトコンドリア病を抱えているため長く生きられなかった可能性があるからだ。いまだ心の整理はつかない。とはいえ、3年以上の待機期間を精いっぱい生きてくれたことへの感謝は尽きない。だからこそ、願う。「芳和のことを、心臓移植や臓器提供について知り、考えるきっかけにしてもらえるとうれしいです」。1人でも多くの子どもが移植を受けられるよう、願っている。

そのためにも、敬子さんは国内で生活を崩さず移植まで待機できる制度と環境を整えることの重要性を訴える。

「子どもが心臓移植を受けるために数億円かけて飛ぶ（渡航する）のが普通ではだめではないでしょうか」

実母からの生体腎移植で救われた私は、取材で出会った移植を待つ子どもの家族を追憶した。そして、同じ境遇の家族へ伝えたいことを敬子さんに尋ねた。

「お父さんとお母さんは我が子に生きてほしいだけ。移植を待つことは、命をつないでくださる善意をいただくことで、誰かの死を待つことでは決してありません。だから、罪悪感を持たないでほしい。巡り合わせがかなって、どうか先の人生に進めますように」

第5章

移植の現状と課題
——識者インタビュー

母から腎臓をもらった医師の覚悟

腎臓内科医・村上穣さん

1979年東京都生まれ。2004年、東京慈恵会医科大学医学部を卒業後、佐久総合病院へ。2015年に京都大学大学院医学研究科社会健康医学系専攻専門職学位課程修了。社会健康医学修士。2019年から同病院腎臓内科の副部長を務める。臓器移植の啓発について研究し、母校の東京慈恵会医科大学などで非常勤講師も務める。妻と2男。趣味は家族と一緒の釣り。年に2～3回、新潟や富山の日本海で釣り糸を垂らす。スーパーの魚売り場で子どもと「カレイは煮付けがおいしいね」などと盛り上がるのが至福の時だという。

自身の経験をもとに、臓器移植の啓発、研究に取り組む 全ては移植を待つ透析患者のために

村上穣《みのる》医師は、母親をドナー（臓器提供者）とした生体腎移植手術を受けた経験を持つ腎臓内科医だ。私と同じように母親から腎臓をもらい、今も慢性腎臓病と向き合う。

私が村上医師を知ったきっかけは、インターネットで見かけた1本の症例報告だった。「腎移植レシピエントが見つけた生きがい」（2015年）と題されたそれは、村上医師自

身が研究の対象だった。自身の心情を幼いころからつぶさに振り返り、折々に抱いた不安や葛藤を分析しながら、慢性腎臓病と心の関係を指摘していた。優れた学術的文章でありながら、苦悩のどん底にあった村上医師が、生体腎移植手術を受けた後に臓器移植教育に取り組むことで慢性腎臓病を受け入れ、生きがいを見出していく過程がヒューマンストーリーのようで、夢中になって読み進めた。

村上医師の症例報告を目にしたのは、母から生体腎移植を受けて数カ月たった後。「母の体を傷つけてしまった」と罪悪感にさいなまれ続け、迷いと混乱のまっただ中にあった私を変えるきっかけとなった。

「生体腎移植で救われた記者として何かできることがあるのではないか」、そう思わせてくれた。そしてようやく、立ち止まりながらではあるものの、「移植後、どう生きていくか」を考えられるようになったのだった。

お陰で生きる気力を取り戻し、その後に先輩記者の勧めもあって自身の生体腎移植体験記を執筆。臓器移植取材をライフワークとするに至った。

移植後の私に命を吹き込んでくれた村上医師への感謝と敬意が募り、ぜひ取材したいと思い立って連絡を取ったのだった。

村上医師は文章同様に温かく、立ち居振る舞いから言葉に至るまで、気遣いに満ちていた。私の主治医である丸井祐二医師（聖マリアンナ医科大学医学部教授）と同様、患者を思う慈愛にあふれた医師で、話も上手でその一つ一つが興味深く、ますますその魅力に取りつかれた。

取材後も交流を続けている。一方的にではあるものの、生体腎移植で救われた者同士分かり合えるシンパシーのようなものを感じており、仲間だと思い込んでいるほどだ。

村上医師は佐久総合病院（長野県佐久市）で腎移植外来などを担当する一方、自分の経験をもとに、移植を待つ透析患者のために臓器移植の啓発、研究にも取り組む。その姿勢や仕事に学ぶことは多く、敬意は日々深まるばかりだ。

敬愛する村上医師に、医師を志した理由や幼いころからの闘病生活、腎移植の現状や課題について聞いた（2021年3月5日取材）。

小学生で発病、医学部で経験したどん底

小学2年で腎臓病が判明
腎機能が半分以下となり、抑うつ状態に

――慢性腎臓病が判明したのは、7歳の時だったそうですね。

村上　小学2年生の春、学校の健康診断でたんぱく尿が出たため、精密検査を受けて「逆流性腎症」が判明しました。膀胱から腎臓に尿が逆流してしまう先天的な腎臓病です。通常、高熱が出る「腎盂《じんう》炎」を繰り返すことが多いのですが、私は全く症状がなく、その時点まで分かりませんでした。手術を受けましたが、すでに腎機能は半分以下でした。残りの腎機能を長くもたせるための、長くつらい慢性腎臓病の「保存期（残っている腎臓の働きを維持し、人工透析の開始を遅らせることを目指す時期）」生活が始まりました。

――食事制限など、小学生には厳しかったのではありませんか。

村上　食事は減塩、低たんぱく食になりました。母（富砂子さん）が低たんぱく食を作ってくれました。

米はでんぷん米で、毎食、家族とは別の小さな2合炊き炊飯器で作ってくれました。肉も魚も自分の分だけが小さく、悲しかった。昼食も、母が持たせてくれた腎臓病患者用の弁当を学校で食べました。私だけ給食を食べられなかったのです。

クラスメートがうらやましく、弁当を隠すように食べていました。においが苦手で飲めなかった顆粒《かりゅう》状の薬が、弁当のおかずなどに混ぜられていたことは当時気づきませんでした。その後に知って、母の苦労がしのばれました。

――運動制限はあったのですか。

村上　大好きな体育の授業を見学することとなり、ひどく落ち込みました。一方、腎機能の低下は進み、小学4年生（10歳）の時に血圧が140／90mmHgを超え、降圧剤の服用

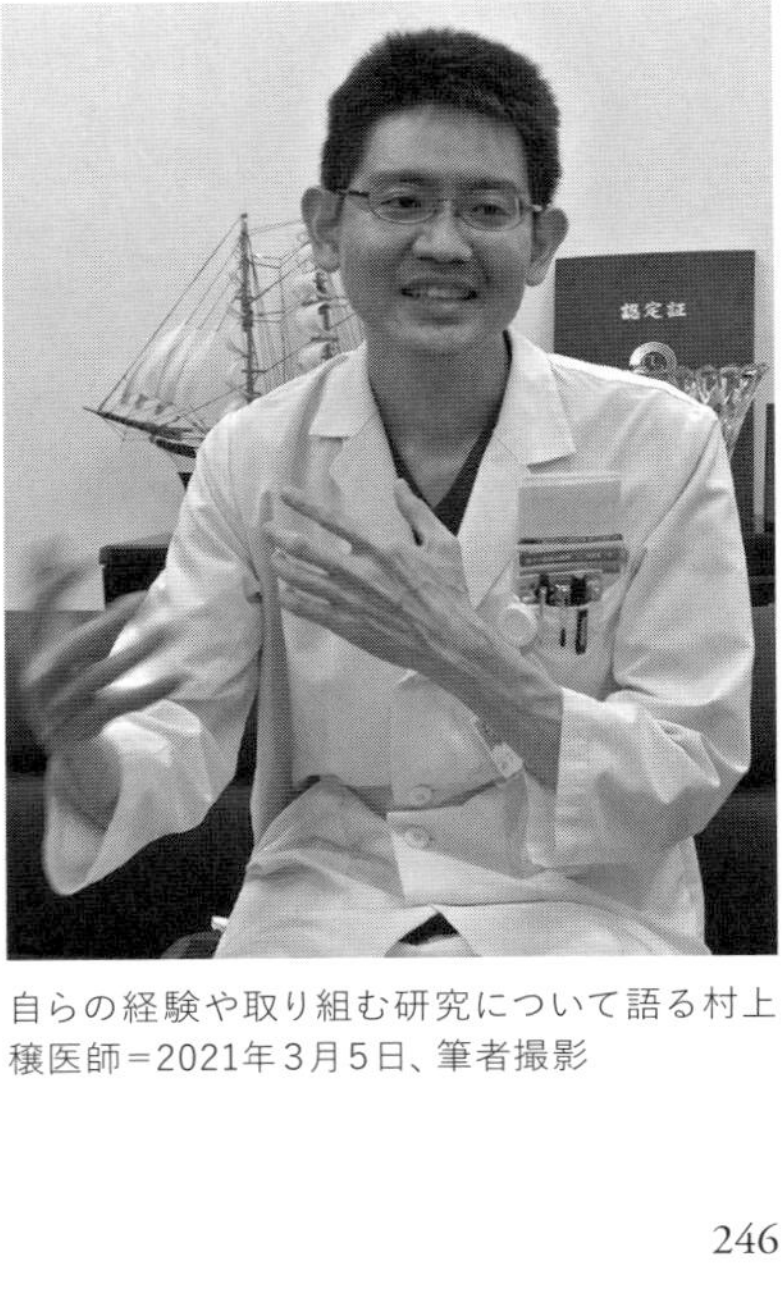

自らの経験や取り組む研究について語る村上穣医師＝2021年3月5日、筆者撮影

が始まりました。病状がよくないことを、幼いながらも感じ取っていました。それでも体調は悪くなく、生活もほぼ変えずに送れました。

給食や運動などそれまで当然だったことが禁じられ、「なぜ僕だけ違うんだろう」と心は深く沈んでいました。振り返ると、抑うつ状態でした。

――その後、中学受験をしたそうですね。

村上　母が「私学なら給食もなく、弁当も持参できるから疎外感はない」と中学受験を勧めてくれました。自宅から自転車で通える日本大学第二中学校（東京都杉並区）に合格し、弁当で悩むことはなくなりました。主治医から体育の授業へのある程度の参加は許されましたが、運動の部活動は禁じられました。

そこで、仲の良かった先生に誘われて釣り部に入り、山梨県でのニジマス釣り合宿に参加するなど夢中になりました。釣りが趣味の父（一隆さん、故人）や友人とよく釣りに出かけたものです。釣り糸を垂らし、海を眺め、潮風に当たっていると嫌なことは忘れられました。日常生活が「病気一色」から自然と薄まり、気持ちが楽になりました。

「患者に寄り添う医師になりたい」医師を志し、慈恵医大に現役合格

――医師を目指すようになったのは、いつごろですか。

村上　エスカレーター式で日本大学第二高校へ進学した後です。中学時代から2カ月に1回程度病院に通ううち、「患者に寄り添う医師になりたい」という思いが芽生えました。主治医から「腎機能が徐々に落ちており、将来は透析が必要」と告げられたころです。そして、医学部を受験しようと考えました。

――（日本大学医学部への）内部進学は考えなかったのですか。

村上「医師の適性を入学試験で見極めてもらいたい」と一般受験にこだわり、現役で東京慈恵会医科大学（東京都港区）などに合格できました。東京慈恵会医科大学は私立では学費が安い方（2023年度で約2250万円〈6年計〉）ですが、そうはいっても「サラリーマン家庭」には負担が大きいです。「お金で迷惑をかける」からと、浪人して国立大学を目指すことも考えました。

ただし、地方の国立大学へ進学してかかる（下宿代などの）経費や、何より食事や生活

のリスクを考えました。両親共に背中を押してくれたので、１９９８年に東京慈恵会医科大学に入学しました。

医学の知識を身につけ、絶望の淵へ自問自答を繰り返し、気づいた「生き方」

――大学生活はどうでしたか。

村上　1年の時は一般教養で問題なかったのですが、2年になると、図書館で「腎臓内科学」の学術書を開くなどして自分の病気を理解し、気持ちは暗転しました。人工透析が近いこと、透析患者の5年生存率が6割ほどであること……。「医師としての仕事はできないし、結婚もできない。いずれ透析が始まればその5年後には生きていないかもしれない。医師になる意味はどこにあるのか。お先真っ暗だ……」

そう考えてしまったのです。医学の知識を身につけたことで、絶望のどん底へと突き落とされました。中学・高校時代に忘れかけていた苦しみを思い出してしまったのです。

――大学へ通うモチベーションは、どのように保ったのですか。

村上　一時は通えなくなってしまいました。医学の勉強が本格的に始まる時期に、医師になる目標を見失ってしまったのです。「自分の苦しみは自分にしか分からない」と誰にも相談できず、もやもやとしていました。

「日常生活から離れたい」と、ふらっと旅に出て海を見に行くなどしました。現実と折り合うには、立ち止まって心を整理する時間が必要だったのです。そんなことを繰り返していると、次第に心が落ち着いてきました。「医師になってもいいのか」と自問自答を繰り返し、「それでも医師になりたい」と割り切れたのです。

――大学を長く休んだのですか。

村上　1週間程度休みましたが、休学には至りませんでした。3年生くらいまで苦しい時期が続く中、大学で勉強していると、徐々に「慢性腎臓病と生きることが自分の人生」と受け入れられるようになっていきました。

やはり、自分の病をきっかけに近づいていった医学の勉強には興味が尽きませんでした。体が無理をできない分、睡眠時間を確保しながらコツコツと勉強を重ね、大学6年の末に受けた医師国家試験に合格しました。

振り返ると、大学2～3年のころが人生で一番苦しい時期でした。その時に立ち直れなければ、大学をやめて医学の道を諦めていたかもしれません。

移植の話が出てからずっと苦しかった

訪問診療医を志し、佐久総合病院へ

――2004年に東京慈恵会医科大学を首席で卒業し、初期研修先に佐久総合病院を選びました。

村上　医師を志した高校時代から、「患者に寄り添う医師」という理想像がありました。自分の経験から「病院では患者の生活が見えない。生活に入り込まないと本当の苦しみは見えてこない」と考えていました。地域に根づいた医師、とりわけ訪問診療医を目指すことを決め、選んだのが佐久総合病院です。「信州に上医あり」(佐久総合病院の「育ての親」で、地域医療に尽くし、農村医療を確立した若月俊一《としかず》医師〈1910～2006年〉にちなむ表現)といわれる、地域医療で名の通った病院です。

――佐久総合病院とは縁があったのですか。

村上　私は東京出身で、縁は全くありません。大学時代にこの病院を知り、6年生の時に頼み込んで1カ月間実習をさせてもらいました。熱心な先生方に指導してもらい、環境も素晴らしく、改めて「ここで医師の仕事をしたい」と思いました。大学の医局に残ると数年おきに転勤があります。体のこともあり、「佐久で医師をするのがベスト」と考えました。

――専門はどのように選んだのですか。

村上　もともとは総合診療科を志望していましたが、思わぬ経験から腎臓内科に切り替えました。大学を卒業した年に、さまざまな診療科を回って現場を学ぶ新しい臨床研修制度が導入され、その一環で腎臓内科を回ったことが決め手です。

そこでは、7歳から慢性腎臓病と向き合い続けてきた自分の経験に基づいて、患者の立場からアドバイスでき、しかも患者さんから信頼してもらえたのです。3カ月間の研修で「自分の経験を役立てられる。腎臓内科医に向いている」と考えるようになりました。

――患者として苦しんできた経験が決め手だったのですね。

村上　そうです。3年目から腎臓内科で後期研修を受け、腎臓内科医となりました。2年目までは夜間当直があり、体にこたえましたが、3年目からは免除してもらえました。主治医が指導医だったり、病院の腎臓病食を食べさせてもらったりと、周囲が私の病気を理解し、配慮してくれる環境だったことは幸運でした。

腎機能が30歳で限界「人工透析か移植か」

――腎臓の状態はどうだったのですか。

村上　腎機能は徐々に悪くなっていましたが、それを忘れるためにも診療に没頭しました。仕事は充実していましたが、30歳のころに限界が来ました。主治医から「人工透析か腎移植かを考える段階に来た」と告げられたのです。仕事を続けることを考えると、移植が望ましいと考えました。人工透析は予後がよくありませんし、1週間に3回、4時間の人工透析を受ける患者さん（の大変な姿）を診ていました。

――お母さんの富砂子さんがドナーになるということは、どのようにして決めたのですか。

村上　紆余曲折がありました。亡くなった方から腎臓をいただく献腎移植は、移植まで14年以上待つ状態ですから、望めません。そうすると家族からの生体腎移植以外に（方法は）

ありませんでした。２００７年に結婚した妻は、２人目の子どもを身ごもっていましたから頼めません。２歳上の兄も小さな子どもがいて、迷惑はかけられないと思いました。60代の両親が健在でしたので、苦渋の思いで移植の話を伝えました。

――ご自身で伝えたのですか。

村上　腎臓の提供について、ドナー候補者の家族に説明するのは医療者の役目だと思います。佐久総合病院では、レシピエント（移植を受ける側）に説明させることはまずありません。でも、私は腎臓内科医だったため、自分で説明せざるを得ませんでした。ただし罪悪感があり、言い出せずに先延ばしにしてしまいました。

――私も母にほぼ自分で伝えました。苦しさは分かります。

村上　やっとの思いで切り出すと、両親とも「ぜひ私たちの腎臓を提供したい」と快諾してくれました。当初は父がドナーになる予定でしたが、検査で不整脈が見つかったため見送られました。そして、健康だった母が引き受けてくれたのです。

健康な母を慢性腎臓病にしてしまう葛藤

――私も母から腎臓をもらいました。移植前に葛藤し、「移植を辞退した方がいいのでは」といつも考えていました。

村上　私も同じように葛藤しました。生体腎移植のドナーは腎臓を一つ失い、数値上は慢性腎臓病患者になります。人工透析でも生きられることは、私自身が誰よりも知っています。それなのに、健康な母を慢性腎臓病にしてしまうという判断が腎臓内科医として正しいのか。腎移植の話が出てから手術まで、ずっと不安で苦しかった。

――手術は無事成功しました。

村上　２０１１年2月25日、東京女子医科大学病院（東京都新宿区）で母をドナーとする生体腎移植手術を受けました。31歳の時でした。佐久総合病院でも１９９９年から腎移植をしていますが、両親が東京に住んでいることなどから東京女子医科大学で受けました。術後は拒絶反応もなく、ドナーの母も私も無事でした。

――私は手術後、母に大きな感謝の念を持ちましたが、手術前の迷いや悔悟の念が徐々に上回り、複雑な感情へと変わっていきました。

村上　私も同じです。手術翌日に集中治療室から一般病棟に移り、母と会って感謝の気持ちを伝えました。３カ月の療養生活を経て仕事に復帰でき、当初は日々何事もなく仕事を続けられることが、とにかくありがたかった。しかし、仕事で新たな苦しみに襲われたのです。

――仕事で、ですか？

村上　そうです。ドナーが見つからず、人工透析を続ける患者さんや亡くなる患者さんと接し、後ろめたさを覚えたのです。「自分だけ移植を受けて元気になってよかったのか。医者なのに、苦しむ患者を前に自分だけ……」。人工透析の患者さんに相対するのが苦痛になり、向き合えなくなりました。

――医師だからこその苦しみですね。

村上　その通りです。また倉岡さんと同じで、手術前からの苦しみも大きく膨らんでいきました。「母の体に傷をつけ、慢性腎臓病にしてしまった。間違いだったのではないか」と。そのように苦しみ、もがいていたタイミングで、私は京都大学大学院（京都府京都市）へ進みました。勤続10年目に、病院の留学制度を利用することができたのです。透析の研究をするつもりでした。これが私の人生の分岐点となりました。

人生の転機は大学院にあった

「移植を受けた自分にしかできない研究を」

――この大学院進学が人生の転機になったそうですね。

村上　そうです。京都大学大学院への入学は２０１３年、33歳の時でした。「診療ではなく、研究の分野で透析患者さんの役に立てないか」と考えての進学でしたから、当初は人工透析の疫学を研究するつもりでした。でも、人工透析とは関係のない講義が私を変えたのです。

――どのような講義だったのですか。

村上　薬害エイズの患者さんによる特別講義でした。耳を傾けるうちに、腎移植を受けた自分にしかできないことに気づいたのです。それは啓発です。移植を希望しながらかなわず、苦しむ患者さんのためにドナー希望者を一人でも増やしたい――。そう思いが定まったのです。そこで、研究テーマを人工透析から「移植医療啓発に関する介入研究」へ変えました。臓器移植を題材にした教育をするとドナーカード登録者が増えるのかどうかを調べ、英文の論文を書きました。

――移植医療の啓発の研究は、取り組む医療者が多いのですか。

村上　移植に関する学会を除くと日の当たらない分野です。医学界には「ＥＢＭ（Evidence-Based Medicine）」という考え方があり、エビデンス（根拠）がすべてです。論文執筆時、海外論文には多く当たれたのですが、日本人に合った啓発のエビデンスはありませんでした。日本には臓器移植自体にフォーカスした研究こそ多いのですが……。

――ほかに移植医療の啓発を研究している人はいますか。

村上　私は大学院でそれを専門にして修士号（社会健康医学修士）を取り、さらに研究を続けています。しかし、同じようなことに取り組む研究者は、国内にはわずかしかいません。医療者はエビデンスがないと納得しませんから、英文の論文を書いてエビデンスを積み重ね、説得力を持たせたいと考えています。腎移植を受けた医師としての使命感でしょうか。

――臓器移植の啓発が持つ意味を教えてください。

村上　レシピエントによる「語り」が、ドナー登録者を増やす例は多数報告されています。私も佐久総合病院看護専門学校の学生への調査で、レシピエントによる語りが参加者の家族に（臓器提供の）意思表示を促すことも確認しました。家族の中での会話につながり、きっかけが生まれたのです。これは裏を返せば、レシピエントが臓器移植の啓発で重要な役割を担っている可能性があります。

――大学院修了後、患者との向き合い方も変わりましたか。

村上　（亡くなった人から腎臓の提供を受ける）献腎移植を待つ人工透析の患者さんと接し、医療格差を目の当たりにする日々に戻りました。しかし、透析を受けながらも希望や生きがいを見つけて前向きに生きている患者さんとの出会いがあり、救われました。「私も前向きに生きよう。教育、啓発に全力を尽くして患者さんに恩返ししよう」と心から思えたのです。腎臓病の患者同士だからこそ、分かり合えました。

――なすべきことがはっきりと見えたのですね。

村上　はい。患者と移植をつなぐ「診療」、患者と医療系学生をつなぐ「教育」、移植と社会とをつなぐ「啓発研究」――。この三つの「つなぐ」に取り組むことこそ、腎臓をくれた母への、家族への、移植を待つ患者さんへの、そして社会への恩返しだと思いました。私にとっての生きがいが見つかったのです。私はようやく、人生の重荷だった慢性腎臓病をすべて受け入れられました。27年、長かったです。

腎移植は「ゴール」ではなく「スタート地点」

――大学院修了後にはご自身の経験を症例報告（「腎移植レシピエントが見つけた生きがい」）にまとめ、慢性腎臓病と心の問題の関係も指摘しています。

村上　私がそうであったように、慢性腎臓病患者は心の問題を抱えやすいです。特にうつ病が多く、腎機能を一日でも長く守ることに取り組む保存期の患者、人工透析をしている患者の約2割がうつ病になっています。そして腎移植のレシピエントも同じように、うつ病発症率が2割を超えています。

――私は2019年8月に生体腎移植手術を受けましたが、それ以前から抱えている母への罪悪感をはじめとした迷いや苦しみが消えません。

村上　私や倉岡さんのように、罪悪感や不安、苦悩などを抱え、腎移植後も心の問題が解消されない例は多くあります。腎移植は決して「ゴール」ではありません。社会のそんな風潮は違うと思います。それを社会に知ってほしかった。だからこそ、症例報告は自分の人生をトレースする形にしました。

――うつ病は腎移植を受けた人の、その後の人生にも大きな影響を与えるようです。

村上　うつ病は、移植した腎臓や生命の予後に影響を及ぼす重要な要因であることが分かっています。「楽しさ」は長生きと比例します。病気を一時忘れて夢中になる「生きがい」を見つけることが重要です。腎移植は、よりよい生活を送るためのスタート地点と言えます。慢性腎臓病を受け入れて上手に付き合うことが重要です。

――慢性腎臓病と共に生きるうえでのコツはありますか。

村上　自己管理を心がける、腎移植はゴールではなく再出発だと認識する、生きがいを大切にする――の三つです。いい「スタート」を切って移植した腎臓を長期定着させた先に、健康な人と変わらないQOL（生活の質）を得られます。患者が望んでいるのは、検査数値の安定と、よりよく生きることです。医師は診療に患者の「声」を反映させる必要があります。

――それこそが、今の医療に求められているのですね。

村上　医療者と患者が同じチームのメンバーになり、患者の声が医療に反映されることが必須です。いわば「ワンチーム」ですね。私自身、医師と患者双方の目線を兼ね備えていたからこそ得られた考えです。その延長線上で、私は２０１８年に「ＰｅＤＡＬ（ペダル）」という団体を立ち上げました。

今、「幸せ」と言い切れる理由

医師と患者間のギャップ解消を目指す

――村上先生が設立したペダルとはどのような団体ですか。

村上　患者さんの声に基づいて研究する団体です。京都大学大学院時代の恩師らと作った一般社団法人で、私が代表理事を務めています。これまでの研究は医療者の視点で進められていました。いい面もありますが、患者さんの思いや悩みを解決できないこともありました。ペダルは医療者の考えと患者さんの思いの間にあるギャップを解消するのが目的です。

かつて佐久総合病院で腎移植手術を受けるか、東京女子医科大学病院で手術を受けるか迷っている患者さんがいました。「佐久は移植の数が少ないので、大丈夫なのだろうか」と問われ、私は答えられませんでした。それが研究を始めたきっかけです。

——例年の腎移植手術数は佐久総合病院が年間3～4例。東京女子医科大学病院は年間100例を超えていますね。

村上　佐久総合病院では1999年から腎移植手術をしていますが、移植外科医はいません。東京女子医科大学の診療支援を受けています。ただし、（移植手術の）前後はすべて佐久総合病院で管理していて、（腎移植手術では）珍しいスタイルといえます。

双方の病院の術後1年の結果を比較検討しましたが、遜色はありませんでした。「東京まで手術を受けに行かず、当院（佐久総合病院）で腎移植を受けても大丈夫です」と胸を張って答えられるようになりました。

このような研究は世界で初めてで、移植の国際誌に掲載されました。今後も患者さんの声をきっかけとした研究を積み重ね、検証を続けていきたいと考えています。

——母校の、東京慈恵会医科大学の学生にも講義をしているそうですね。

村上 医学科3年生に授業をしています。3年生は病気を専門的に勉強する直前の段階です。そんな学生に臓器移植を題材として「医療とは何ですか?」と問うのです。

東京慈恵会医科大学や佐久総合病院看護専門学校の学生を対象に、臓器提供の意思と意思表示についてアンケート調査をしたことがあります。臓器の提供意思は、東京慈恵会医科大学生は6割を超えていて、内閣府の世論調査(39・5%、2021年)よりも高い結果でした。

しかし、実際にその意思を表示しているのは、東京慈恵会医科大学生や佐久総合病院看護専門学校生でさえ2割未満でした。先に挙げた世論調査でも意思を表示しているのは10%程度(10・2%、2021年)にとどまっており、(一般)社会とほぼ同じ割合だったのです。「医療者を志す人でもそんなものか」と厳しい現実を突きつけられました。教育と啓発、研究に力を入れる必要性と意義を感じます。

——医師として患者に接する際の心構えなどはありますか。

村上 基本的には自然体です。私に移植経験があることは、患者さんによって伝えたり伝えなかったりです。とはいえ、腎移植を受けた患者さんと移植希望の患者さんには「医師として」ではなく、「患者として」向き合っていると気づきました。「腎移植を受けた仲間として、ドナーへの感謝の気持ちを忘れず、前を向いて一緒に進みましょう」というイメージです。

――村上先生も免疫抑制剤を服用する移植者ですから、新型コロナウイルス禍での診療は気苦労も多かったのではないですか。

村上　診察では気を遣います。熱があるなど感染が疑われる患者さんの診察は免除してもらっています。病院の配慮や職場の理解がありがたいです。感染予防対策は、手洗いやうがいをはじめとした基本動作の徹底に尽きますが、コロナには今も怖さを感じています。

腎臓病にならなければ、今の自分はない

――現在の体調はいかがですか。

村上　腎移植から10年がたちましたが、血清クレアチニン値は1・5程度です。退院直後は1・4でしたから、節制を続けることによって穏やかに推移しています。朝食は家族で

とり、レンジで温めるパックの低たんぱく米を食べています。昼と夜は病院の腎臓病食です。病院食にはかなり精通しているので、患者さんとは「あれがおいしかった」などと話が合います。

――病院ではどのような勤務をしていますか。

村上　朝は午前7時半ごろに出勤します。夜勤は免除してもらっていて、日中の勤務のみです。月に1～2回、腎臓内科の土日の当番勤務があるので、呼ばれれば駆けつけます。

――臓器移植を希望してもなかなか受けられません。腎臓内科医として感じることはありますか。

村上　最近は、腎臓の働きが悪くなった患者さんに人工透析と腎移植の両方について説明し、医療者が患者さんやご家族と一緒に最適な治療法を考える方法が主流になっています。しかし、医療者から透析の説明しかされず、ご自身で腎移植について調べて佐久総合病院に来る患者さんもいます。長野県には腎移植を提供できる施設が3カ所しかなく、人工透析に偏っているように思います。

――今は幸せですか。

村上　「病気になって幸せ」とは思いません。しかし、腎臓病にならなければ今の自分はありません。研究に、教育に、診療に、と自分のやりたいことにチャレンジができ、こんなに幸せなことはありません。私は今、自信を持って「幸せです」と言い切れます。

これからも、移植を待つ人工透析の患者さんのために、「三つのつなぐ」（診療、教育、啓発研究）に力を尽くしていきたいと思っています。それこそが腎移植を受けた腎臓内科医である私の使命であり、生きがいなのです。

臓器提供を増やすには

日本体育大学大学院教授・横田裕行さん

救急医。1955年茨城県生まれ。日本医科大学医学部卒、日本医科大学大学院修了。日本医科大学教授、日本医科大学付属病院高度救命救急センター長（～2020年3月）を経て、2020年4月から現職。厚生労働省臓器移植委員会委員。元日本救急医学会代表理事。東京オリンピック・パラリンピック組織委員会の医療調整本部責任者も歴任した。法的脳死マニュアル（2010年）の執筆にあたり、「臓器提供ハンドブック」（2019年）を監修するなど関わった書籍多数。

日本国内で臓器移植を待つ人は約1万6000人を数える。一方、臓器提供数は毎年100～150例前後で推移している。

なぜ臓器提供は少ないままなのか――。取材を重ねる中で疑問が大きく膨らみ、その道の第一人者である、横田裕行・日本体育大学大学院教授（救急医学）に取材を申し込んだ。救急医として臓器提供の現場を踏み、厚生労働省の研究班で効率的な臓器提供体制の構築を研究しており、同省臓器移植委員会委員を務めるなど実績も豊富だ。臓器提供を増やす打開策などを聞いた（2021年9月22日取材）。

家族と医師の負担減を目指す

――臓器提供数が20年以上横ばいです。現状をどう見ますか。

横田　日本救急医学会は２０１９年、臓器提供に対応できる医療施設の意識調査をしています。回答した施設の約41％が患者の家族に臓器提供の「選択肢を提示していない」と答えました。その背景には、臓器提供時の施設の負担感があります。特に救命から法的脳死判定、臓器提供までを担う救急医、集中治療医、脳神経外科医といった医師の負担が過重です。

脳死と判断されてから臓器提供までの手順が改正臓器移植法の施行規則で細かく縛られ、平均でも2～3日かかります。ドナー（臓器提供者）の家族から「まだ終わりませんか」と尋ねられ、心苦しい思いもしました。海外と同様に、そうした手順を同時進行できれば一日で終わります。

脳死下の臓器提供を米国留学中に5例、国内では法的脳死判定の支援を含め約10例経験しましたが、（国内の）負担感は比べものになりません。提供から2～3年後に行われる、厚生労働省による検証への対応も大変です。

――提供数を増やすには、どうしたらよいでしょう。

横田　先に挙げた意識調査では、8割の施設がドナー管理や評価に「困難を感じる」と回答しました。つまり、脳死判定、集中治療管理、臓器提供に関する情報提供も含めた家族対応などのことです。

こうしたことを自立してできるような施設の体制整備は急務です。人員や経験が少ない病院への支援、地域間の連携も重要で、いくつもの対策を講じています。

また、改正臓器移植法の「臓器提供手続に係る質疑応答集」では、臓器提供を目的とした転院は認められていませんが、患者のリスク管理ができる条件を満たしたうえで考慮してもいいと思います。搬送先の病院によって臓器を提供する権利に差が生じるのはよくありません。私たち救急医療側の医師は臓器移植を推進する立場ではありませんが、患者と家族の思いを尊重し実現させなければなりません。

――患者の家族に臓器提供を切り出すことに対し、ストレスを感じる医師が多いとの調査結果もあります。

横田　患者の家族に臓器提供の選択肢を示すことが「(治療からの)手のひら返しのようだ」と抵抗を覚え、ためらう医師は少なくありません。そこで期待するのが、臓器提供を前提としてはいませんが、現在養成している「**入院時重症患者対応メディエーター**」です。医療者と患者、家族との意思疎通を促し、主治医でも看護師でもない専門家として寄り添いどんな悩みごとも相談できますから、臓器提供に関する情報提供も確実に、最適のタイミングでできます。提供意思がありながら、かなわなかった家族のケアも担えるなど、日本臓器移植ネットワークのコーディネーターができない分野もカバーできます。ドナーの家族へのケアが手厚くなることで、臓器提供数の増加につながると考えます。

――現行の改正臓器移植法に限界があるのではないですか。

横田　法自体は縛りが少ないものの、法に付随したガイドラインや厚労省の通達などでがんじがらめとなり、提供施設や現場の医師の足かせになっています。

法的脳死判定マニュアルでは認められていない補助検査を導入すれば、医学的な理由から法的脳死判定ができない事例に対応でき、臓器提供が約3割増えることが研究で分かっています。法的脳死判定に関する一連の手続きや手順を見直し、現場の医師の裁量

＊入院時重症患者対応メディエーター
医療者と患者・家族とをつなぐ医療対話推進者。診療には直接関わらず、患者と家族に寄り添う。医師の説明を補足するなど治療の方針と内容を理解してもらい、患者と家族の意向も医療者に伝えて、納得のいく治療ができるよう支える。

を認めて、患者や家族の意思が確実に反映されるような体制作りが必要です。

横田教授にお話を伺い、患者と家族に寄り添って、臓器提供の選択肢を的確に提示できる入院時重症患者対応メディエーターの養成に希望を見た。医師の負担が減り患者の家族ケアの充実にもつながるはずだ。現在、日本臨床救急医学会などが講習会を運営して育成に力を注いでいる。コーディネーターの国家資格化も含め、国は体制整備を積極的に進めてほしい。

臓器提供はなぜ少ないのか？解消のカギ握る臓器移植の地域連携

聖隷浜松病院救命救急センター長・渥美生弘医師

救急医。1970年新潟県生まれ。弘前大学医学部卒。日本医科大学付属病院高度救命救急センターでは横田裕行・日本体育大学大学院教授（当時は日本医科大学教授）の薫陶を受けた。神戸市立医療センター中央市民病院救命救急センターを経て2015年に聖隷《せいれい》浜松病院へ。2018年から現職。〝移植大国〟のスペインで臓器提供の教育プログラムを受けた経験を持つ。日本救急医学会「脳死・臓器組織移植に関する委員会」委員長などを歴任。日本臓器移植ネットワーク理事。

脳死下の臓器提供を可能とした臓器移植法が1997年に施行され、四半世紀が経過した。しかし、臓器提供数は毎年100～150例前後で推移している。

そんな中、負担が大きい臓器提供体制を一つの病院だけでなく、地域連携で整える静岡県の先進的な取り組みが注目を集めている。旗振り役を担う渥美生弘《たかひろ》医師に話を聞いた。渥美医師は前項で取材させていただいた横田裕行さんの愛弟子である（2021年12月14日取材）。

提供可能性を早期に把握

――日本は臓器提供数があまりに少ないように思いますが。

渥美　内閣府の世論調査では約4割の人が「提供したい」と回答しています。提供の可能性がある症例は少なくとも年間2000例あるとみられ、（そのうち4割に提供の意思があるとすれば）800例ほどの提供があってもいいはずです。遠く及ばない理由は救急・集中治療の現場で医療者が（提供の可能性がある）急性期患者の意思を共有できず、生かせていないからです。

――臓器提供体制の不備が原因ですか。

渥美　その通りです。臓器提供は人手も時間もかかり日常診療に影響が出ます。その体制を一つの病院で整えるのは厳しく、地域で連携して乗り切る方が合理的です。

2018年に静岡県と協力して「静岡県臓器提供支援チーム」を発足させました。臓器提供の経験がある医師8人が、未経験、あるいは経験の浅い施設から相談を受けたり、支援に行ったりします。その経験を地域で共有し、日常診療と両立しつつ脳死下での臓器提供をできるシステムの構築が目的です。

この取り組みは2019年に日本臓器移植ネットワークの「臓器提供施設連携体制構築事業」に採択され、年度内に提供時の院外医師支援4例（脳死下3例、心停止下1例）と脳死下提供の見学1例が実現しました。

――提供数が少ないことは医療者の意識にも影響しますか。

渥美　（臓器を提供できる医療施設が限られていることなどから）臓器の提供に数年に一度しか立ち会えないため、医療者が提供の可能性がある患者に気づけないことも問題です。

そこで今年度（2021年度）から、静岡県内の提供が可能な「5類型施設」計13施設が連携し、提供できる可能性のある患者の情報共有を始めました。その拠点は聖隷浜松病院です。

脳損傷が激しく、臓器を提供できる可能性があれば、一定の基準で事務局に報告。それを受けて事務局は施設に提供可能になった場合の禁忌事項を伝えます。

脳障害で深い昏睡《こんすい》となった患者の情報を登録し、一元管理する「GCS3レジストリ」も始めました。提供できたか否かを問わない全数把握が目的です。それを積み重ねていくと、提供に至らなかった症例も含めて振り返りができ、よりよい対応につなげられます。

――このシステム構築の参考にした海外の制度はありますか。

渥美　移植大国・スペインで２０１０年に、救急・集中治療医らが家族ケアから臓器提供までを学ぶ「TPM」の教育プログラムに参加しました。

提供の仕組みはシステマチックで役割分担がはっきりしていますが、その根幹をなすのがＴＰＭの医療者への教育で、集中治療医になるために必要です。

スペインでは大学医学部にも臓器提供の必修授業があって一通り学んでいます。医師にとって臓器提供は「当然のこと」なのです。

――患者家族にとっても大きな心の支えになりそうですね。

渥美　提供可能性の早期把握は終末期状態の早期把握と同義です。より早く患者家族を支援し、患者と家族に寄り添えます。その中で信頼関係を築き上げ、より適切なタイミングで提供の選択肢を提示できるのです。医療者と患者、家族が一緒に納得できる治療のゴールを考える。終末期患者と家族のトータルケアの仕組み作りです。臓器提供はその選択肢の一つなのです。

うまくいけば、生活の変化を強いられる急性重症患者と家族のトータルケアにもつながり、日本の救急医療全体を変えられるので、全国に広げられればいいなと考えています。また、経験した事例を、施設を超えて振り返り、医療者の患者家族との向き合い方にも変化が起きてほしいと願っています。

渥美医師が主導する静岡県の取り組みは理想的と感じた。

患者家族のケアのあり方を変える可能性があり、患者の提供意思を生かすことにもつながるからだ。

成否のカギを握るのは潜在的ドナーを一元管理する全例報告制度である。隣の韓国は脳死患者の報告を義務化し、提供数を大幅に増やしている。この制度の導入を国に強く求めたい。

また、臓器提供が「終末期患者と家族のトータルケアにおける選択肢の一つ」との考え方に感銘を受けた。臓器提供それだけをピックアップするのではなく、患者の家族が納得

＊TPM

臓器と組織の提供を増やし、移植の質と量を向上させるための国際的な教育プログラム。スペインで開発された。この教育プログラムを受けた医療者を各提供施設に配置し、業務を明確化させた。スペインの提供システムの基盤で、集中治療医の「共通言語」となっている。この事業を土台に、基幹病院を中心とした地域連携体制を確立した。

できる〝着地点〟の一つとして臓器提供があるとの姿が自然なのではないかと考える。

脳死になった人からの臓器提供は2023年10月に1000例目を迎えた。

この数字を「多い」と捉えるか、あるいは「少ない」と捉えるかはおのおので異なるだろう。しかし、この国の臓器移植を取り巻く現状があまりにも厳しいことは、お分かりいただけたかと思う。

移植を待つ人と臓器を提供する意思のある方やご家族の思い。その双方が確実にかなう国になってほしいと心から願う。

私は臓器移植を、血の通った温かな医療だと確信している。

おわりに

私は、赤いケースに入った写真付きの手帳を、いつも持ち歩いています。「身体障害者手帳」です。

等級は最も重い「1級」です。記者の端くれとして、障害は理解している「つもり」だったのですが……。浅はかでした。とりわけ、私がそうである「内部障害」については。「おわりに」に代えて、以前の私には見えなかった風景を描いてみます。

そもそも内部障害とは何か、ご存じでしょうか。多くの方にとって聞き慣れない言葉かもしれません。

心臓機能、呼吸器機能、腎臓機能、膀胱・直腸機能、小腸機能、免疫機能（ヒト免疫不全ウイルスによる）、肝臓機能――のいずれかに障害がある場合を指します。厚生労働省の調査によると、身体障害者の総数は約436万人で、うち内部障害者は100万人を超えているとみられます。

私は現在、状態も安定しています。とはいえ腎機能は今も40％程度で、以前とは疲れやすさや疲労の度合いも違います。突如として体調を崩すことも少なくありません。それゆえ、会社や取材の行き帰りに公共交通機関を使う際は立つのがつらく、優先席を頼る機会もありました。

179センチ、58キロの私は肩幅も広く、車椅子に乗っているわけでもありません。見た目は健常者と変わらず、重度障害者と告げると驚かれることが多いです。なので「ヘルプマーク」をカバンにつけています。ヘルプマークは内部障害、知的障害、がんなどの難病、ペースメーカーを埋め込んでいる人……、外見だけでは分からない苦しみを抱え、助けや配慮が必要なことを知らせる、赤地に白で十字とハートが描かれたものです。

しかし、現実は厳しいものでした。

乗車口でバスの運転手さんに障害者用の無料パスを示しても、顔とパスを何度も見比べられ、露骨に首をかしげられたことも少なくありませんでした。電車の優先席に座っている際も聞こえよがしに舌打ちされたり、にらまれたりもしました。満員電車で優先席の前に立ち、きつさからつり革に辛うじてつかまっていても、譲ってもらえることはまずありません。目の前に座っている乗客が、私と目が合うなりうつむき、眠ったふりをすることにはもう慣れました。

優先席に座ると心が重たい。立つと体がしんどい。「どうせつらいのなら、立って体のきつさを我慢した方がまだましだ」。社会の冷たい視線に耐えかね、ヘルプマークを外した時期もあります。

ここに、東京都が2022年2月に発表したインターネット都政モニターアンケートの結果があります。ヘルプマークの認知度を聞いたところ、「意味も含めて知っていた」が最多の64・9％。「見たことや聞いたことはあるが、詳しい意味は知らない」（23・0％）と「知らない」（12・1％）を大きく上回りました。

ただ、数字が示す「理解度」と、私の肌感覚の間には大きな乖離《かいり》があります。どこまで理解してもらえているのか分からず、困惑しているのです。

こんな経験は私だけなのだろうか――。内部障害者らで作るNPO法人「ハート・プラスの会」のホームページを訪れ、当事者の声を読むと、私と同じ、いやそれ以上の悲痛な思いが並んでいました。

「優先席に座っていると、年配の人から『若いくせに座るな』と言われ、黙っていると、持っていた傘で足を刺された」（心臓に障害、30代女性）＝要約

「歩くので精いっぱいだったが、駅で車椅子に乗っている障害者を車椅子ごと抱えるのを手伝うよう頼まれた。病気の説明をしないで手伝った後、しばらく動けなかった」（内臓疾患、

男性＝54歳で死去、妻の回想）＝同

「車椅子でない私は、健常者の出来の悪い人というだけのことなのです」（自己免疫難病、30代女性）

やはり、私だけではありませんでした。想像以上にひどかったと言うべきかもしれません。

「倉岡さんのような経験を、ほとんどの内部障害者の方は大なり小なりしています」

「ハート・プラスの会」の鈴木英司代表理事はそう教えてくれました。

また、内部障害者は仕事への悩みも尽きないといいます。残業も断れないなど職場の無理解に悩んだり、仕事に就けなかったり……。鈴木代表理事は言います。

「病気で迷惑をかけているとの思いがあるから、我慢をしてしまう人が多いのです。周囲も障害が見えないから忘れがちになる。障害者雇用促進法は障害者への配慮義務を事業主に課していますが、理解が進んでいるとは到底言いがたいです」

そして、障害者のための国際シンボルマーク（車椅子マーク）があり、「障害者は車椅子に乗っているもの」との誤った認識が社会に広まったことも内部障害が理解されない一因と指摘します。「健常者に見えてしまうがゆえの苦しさが内部障害者をさらに追い詰めているのです」（鈴木代表理事）

鈴木代表理事の話は、内部障害者が置かれている脆弱《ぜいじゃく》な社会的立場を言い当てていると考えます。私たちは障害者でありながら、障害者と見てはもらえない。健常者と障害者の中間、いわば〝グレーゾーン〟に漂っているような感覚があるのです。

ハート・プラスの会は「ハート・プラスマーク」を作り、普及を目指していますが、最終的には障害者を表す統一マークが必要だと言います。私もこの考えに賛成です。とはいえ、どんなに立派なマークができて、制度が整備されても、社会の人々が理解してくれなければ、〝絵に描いた餅〟に終わってしまいます。

内部障害者は〝出来の悪い健常者〟ではありません。見えないからこそ、気づかれにくいからこそ、知って、理解してほしいのです。同じ社会で生きる私たち内部障害者の切なる願いです。

もし、電車やバスの優先席にヘルプマークを付けた人が座っていたら、奇異の目を向けず、普段通りに接していただきたく思います。つらそうに立っていたら、一声かけてくださるとありがたいです。

かつて私が酔っ払いのようにフラフラとつり革につかまっていた時、「どうぞ」と席を譲ってくれた女性は、大げさでなく後光が差して見えました。

障害者になって見えるものは、確かにありました。

慢性腎不全を患った直後から、私は「孤独」でした。

「体も心もボロボロで、生きていても迷惑をかけるだけ。いなくなった方がいいのではないか」

そう思い詰め、生きる気力さえ失っていました。

そんな窮地から救ってくれたのが、家族でした。

かさむ医療費に家計が圧迫されて貯金が目減りしていく中、「なるようになるよ」と前を向かせてくれた妻と、私のことを気遣ってくれる娘。2人と生きていくためにも、まだ死ぬわけにはいかないと強く思います。

移植を受けてから、へその右下をさする癖ができました。そこに、母の腎臓が入っているからです。

母が腎臓をくれたからこそ、生きていられます。感謝は尽きません。それゆえ、私は1秒でも長くその腎臓を守り抜かなければならないと覚悟を固めています。

弟2人もまた、然《しか》りです。「俺の腎臓を」と言ってくれたその思いは、今もなお私を支えてくれます。家族に恵まれたのだと改めて実感しています。

そして、私の体を社会復帰に至るまでに立て直してくれた医療関係者の皆さんへの感謝は言うまでもありません。主治医の丸井祐二先生をはじめ、医師、看護師、技師……とあらゆる方の献身的な仕事のお陰で、私は再び立ち上がれました。昼夜問わず気にかけてくださる優しさに、何度落涙したことか。コロナ禍での奮闘も間近で見ていました。自らのことなど二の次三の次。ひたすらに患者を思うその姿に敬意は深まるばかりです。

苦しい時から温かく見守ってくれた上司や先輩、同僚もまた、心の支えです。

移植体験記の執筆を勧め、アドバイスもくださった山本修司先輩と潟永秀一郎先輩や、敬愛する御手洗恭二さん。そして歴代の地方部長の須山勉さんと坂巻士朗さん。坂巻さんは、私と毎日新聞出版をつないでくれました。

最もお世話になったのが、前田剛夫さんです。ふらふらだったころから面倒を見てくれ、私の原稿のデスクワークをしてくれただけでなく、移植体験記の書籍化を勧めてくれました。私の人生を変えてくれた恩人です。

取材させてくださった方々には、尽きせぬ思いがあります。長時間にわたる取材を受け、ご経験をお聞かせくださったからこそ、私は臓器移植の意義を社会に発信することができました。その皆さんが、私にとっての〝先生〟だと思っています。

生体腎移植手術を受けた私にとって、臓器移植取材は「我がこと」です。それゆえ、感情が大きく揺れます。記者としてはあるまじきことなのですが、落涙することもあります。そんな私を受け止め、優しく包んでくださった皆さんはやはり、得難い存在です。

この文章を書いていると、お世話になった皆さんの顔が鮮やかに思い浮かびます。そしてこう思います。

私は決して「孤独」ではなかったのだ、と。

多くの人が導いてくれたからこそ今がある。その事実の重さをかみしめています。

体は一筋縄ではいきません。原疾患の糖尿病は、血糖値こそ穏やかな数値を保っているものの、合併症が相当程度進行しているため、目や腸、足などに不具合が生じています。排尿には相当な困難が伴います。落ち込み、うなだれる日も多く、生きることの難しさを実感しています。それでも生きなければならないと思える心の強さを得られたのは、私に関わる皆さんと出会えたからにほかなりません。

拙文をここまで読んでくださった皆さんも、その一人です。

ありがとうございます。

病気に苦しんでいる皆さんも少なからずいらっしゃると思います。どうしようもないほど苦しい日もあるでしょう。そんな時には、お近くの人を思い浮かべてみてください。力が湧いてくるはずです。

この本がどなたかのご参考になれば、これほどうれしいことはありません。

最後に、読んでくださった皆さんにお願いがあります。

不測の事態が起き、脳死となった場合、あるいは心停止となった場合に、臓器を提供するか、しないのか。身近な方と話し合い、その意思を示していただきたいのです。よく誤解されるのですが、「意思表示」は決して「臓器を提供する覚悟を決める」ことではありません。臓器を提供するかしないか、どちらも選べます。

臓器を「提供する権利」も「提供しない権利」も、また、臓器の提供を「受ける権利」も「受けない権利」も認められています。これを「四つの権利」といいます。

一度決めても、考えが変われば、示した意思を何度でも変えることができます。健康保険証や運転免許証の裏を見ていただければ、意思表示欄があります。

「万が一」が起きてしまった場合、臓器を提供するか否かの最終決断を下すのは、ご家族です。

あなたの意思は、その後、ご家族を救うこととなるかもしれないのです。

毎日新聞くらし科学環境部医療プレミア編集グループ
倉岡一樹

2024年2月

●著者紹介

倉岡一樹　くらおか・かずき

毎日新聞東京本社編集編成局くらし科学環境部医療プレミア編集グループ記者。1977年生まれ。2003年に早稲田大学を卒業し、毎日新聞社に入社。佐世保支局を振り出しに、福岡報道部、同運動グループ、川崎支局、東京運動部、同地方部などを経て2023年4月から現職。2017年に慢性腎不全が発覚し、2019年に実母からの生体腎移植手術で救われた経験から、臓器移植関連取材や病で苦しんだ経験を持つ人へのインタビュー取材をライフワークとしている。一人娘が生まれた時、初めての上司（御手洗恭二さん）からかけてもらった言葉「子どもは生きているだけでいいんだよ」を心の支えにしている。

母《はは》からもらった腎臓《じんぞう》
生体臓器移植《せいたいぞうきいしょく》を経験《けいけん》した記者《きしゃ》が見《み》たこと、考《かんが》えたこと

印　刷　2024年３月10日
発　行　2024年３月25日

著　者　倉岡一樹《くらおかかずき》

発行人　小島明日奈
発行所　毎日新聞出版
〒102-0074 東京都千代田区九段南1-6-17 千代田会館5階
営業本部：03（6265）6941
図書編集部：03（6265）6745

印刷・製本　精文堂印刷

ISBN978-4-620-32802-7